Osteoporosis Japan 選書

# 若手臨床医のための
## 実践
# 骨粗鬆症臨床研究の仕方と
# まとめ方

前 国際医療福祉大学熱海病院産婦人科／現 産育会堀病院産婦人科
五來 逸雄

ライフサイエンス出版

# はじめに

　本書は，日本骨粗鬆症学会雑誌「Osteoporosis Japan」に 2 年半，10 回にわたって掲載した「若手臨床医のための実践骨粗鬆症臨床研究の仕方とまとめ方」に手を入れ，単行本としてまとめたものである。

　かなり以前の話になるが，今は亡き大阪市立大学医学部の名誉教授であった森井浩世先生と若輩の筆者が，たまたま向かい合わせで親しく食事をする機会があった。その当時はちょうど筆者が骨粗鬆症の臨床研究を始めたころであり，婦人科領域で骨粗鬆症の仕事をしていたのは，現在日本骨粗鬆症学会の理事長を務められている太田博明先生のみであったと記憶している。この時，森井先生は「骨粗鬆症に限らず日本ではしっかりした臨床研究をする医師が非常に少ない。臨床分野があまりにも業績主義になり過ぎたために，臨床家が臨床研究をしないで，動物実験や試験管内での基礎研究ばかりして，肝心の臨床をおろそかにしている」と大変嘆いておられた。臨床に携わるものが臨床をおろそかにするとは本末転倒である。臨床の現場から発せられる素朴な疑問を解決するために企画される研究こそ，臨床家が目指すべき本来の道ではないだろうか。こうしたこともあって，筆者は骨粗鬆症の臨床で多くの症例を診療している先生方が，新たに得た知見，すなわち新しい情報を，臨床の現場から正しく発信する方法はないかということをいつも考えてきた。そうした知見を蓄積することは，EBM（Evidence Based Medicine）を確立するためにも大変重要だからである。

　臨床家が現場から情報を発信するためには，実際に臨床研究に参画して，その成果を論文としてまとめ，それを公表することが必要である。そこで，その手立ての一つとして，骨粗鬆症に携わる若い医師，研究者を念頭に置いて，実践的な臨床研究のやり方とその成果のまとめ方を，筆者の経験に照らしてまとめたのが本書である。

　ところで，筆者が医学部を卒業して大学院に進学したころは，現

在のように英語論文を書くことは当たり前のことではなかった。少々見栄を張って学位論文を英語で書いた筆者であったが，その後ドイツ留学から帰国後に大学の医局の研究グループの Haupt となったものの，幸か不幸かこれまで本格的に仕事のまとめ方や英語論文の書き方の指導を受けた記憶はない。そのため筆者は一人で論文を読みあさり，統計学の教科書や論文の書き方の書物を買い漁って現在に至っている。そうしたことから，本書は筆者の独断と偏見に基づいて書かれており，見る人によってはかなりひとりよがりの内容になっているのではないかと危惧している。しかし，それと同時に堅苦しい専門書とは違って，ユニークでもあり，読者である先生方には気軽に読んでもらえるのではないか，と期待もしている。診療の合間に，ソファーに横になった時にでも本書を手にとっていただければ幸いである。

2011 年 11<br>
五來逸雄

# 目　　次

はじめに……………………………………………………………………… 3

1　EBM時代の臨床研究のあり方………………………………………… 7

2　臨床試験における科学性：ランダム化比較試験……………………14

3　臨床研究（治験）審査委員会と
　　インフォームド・コンセントについて………………………………21

4　臨床試験のプロトコール作成手順……………………………………28

5　臨床研究の進め方………………………………………………………37

6　臨床試験データの解析方法とまとめ方………………………………45

7　論文作成時の要点………………………………………………………55

8　英語論文の書き方………………………………………………………62

9　論文投稿および査読者に対する対応（海外雑誌を含む）…………75

10　国内・国際共同研究への参加（A-TOP研究会など）………………86

あとがき………………………………………………………………………94

参考文献………………………………………………………………………96

索引……………………………………………………………………………98

資料……………………………………………………………………………100

# 1 EBM時代の臨床研究のあり方

## はじめに－臨床研究の過去と現在

　EBM（Evidence-Based Medicine）という言葉が登場して久しい。本来医学は自然科学の一分野であるので，科学的に証明された事実を基盤として構成されるべき学問であるのに，実際には必ずしもそうではなかった。歴史的には確固とした根拠がないにもかかわらず，いわゆる権威と称される，たとえば大学教授の立場にある人が発言したことが歴史的に検証されないまま，あたかも真実のように受け継がれてきた時代があった。

　筆者が大学医学部を卒業してあまり時期を経ていない時に，わが国の医師国家試験問題の，いわゆる過去問題解説集の執筆の依頼を受けたことがある。当時の筆者はそれなりの下積みの臨床経験を経て実地臨床には通じていたが，医学的に正しくかつ実地臨床に即している模範回答を記述するために，当時の有名な教科書に片っ端から目を通した。当時は現在に比較すると，いわゆる臨床の教科書の数は少なかったので，ほとんどの書物に目を通すことが可能であった。そこで筆者は，臨床の現場の経験とは別に一つの事柄についてほとんどの書物に同じような記述が記載されていることに気がついた。著名な教授が（こう言っては大変失礼ではあるが）あまり実地の臨床経験が少ないにもかかわらず断定的にものを言い，それを当時の教科書の執筆者たちがすべて同じように引用しているためであった。そのため，これらのなかには明らかに臨床の現場とはかけ離れた記載も散見された。筆者は「教科書にはこのように記載されているが，実際の臨床ではこれとは異なることが多く，臨床的には別な経過をたどることが多い」と，医師国家試験問題を解説した経験を思い出す。

　現在は教科書の内容が医療訴訟で参考資料として提出されることがあるので，教科書には厳密に実際の臨床に合致していることのみ記載されている。当時と比べると現在は訴訟の件数も比較できないほど多く，実地臨床は大変厳しい状況におかれている。臨床現場とは異なること，実地医家の役に立たないことが記載されている教科書はもはや世に出る機会は少ないといえる。当時のことを振り返ると隔世の感がある。

相当以前の話になるが，臨床研究の分野でも同じような経験をしたことがある。骨粗鬆症に関して疫学的なデータを用いて統計学的解析を行い，閉経後女性での骨密度，骨代謝マーカー等の変化をまとめたことがある。学会本部に抄録を提出する締切りが迫っているが，主任教授は国際学会に出張中で不在であった。見切り発車をすることとした。とりあえず学会演題抄録を学会本部に郵送して，教授が帰国した後で学会抄録の承諾をもらうこととした。教授室で抄録を手渡すと，見ている前で教授の顔色が怪しくなってきたのである。「君，こんな演題は発表できないよ。すぐ取り下げてくれないか」。私は一瞬全身の血の気がひいたことを思い出すのである。この理由は簡単であった。当時この分野のリーダーシップをとっていた教授自身の理論と実際のデータが乖離していたのであった。私はとっさに判断をした。このまま何も言わずに引き下がると教授は「裸の王様」になってしまうのではないか，と。教授室を出るときに「先生のお考えはよくわかります。真理は先生のお話のとおりかも知れませんが，現時点では事実は抄録に書いたとおりです」といってその場を立ち去った。その後この件に関して教授は一切触れることはなかった。

## 真のEBMとは何か
　国民全体が最新の医学の進歩の恩恵にあずかるためには，専門家（専門医）のみが所有する高度に専門的な知識が，広く一般の実地医家により共有されなければならない。新薬開発のための臨床試験（いわゆる治験）によって新しい薬剤が開発されて認可される。その後新薬は市場に出て広く実地医家に処方されて初めて普及する。新薬開発のための臨床試験は，専門家が厳重なプロトコールに従い症例の選択基準に準拠した対象患者を選ぶので，通常の実地臨床の現場とは相当かけ離れている。臨床試験に適合しない症例はことごとく除外され，臨床試験の目的に該当する患者のみが効果判定の対象症例となる。一方，新薬が認可されて市場に出た後に初めて，臨床試験では厳密な意味で適合しなかった症例にも実地医家から薬剤が投与されて効果判定の対象となる。臨床試験では予想できない有害事象が，市販されて初めて報告されることが多いのはこのためである。
　新たな薬剤を開発する際の臨床試験では，医学専門家の指導のもとで統

計の専門家も加わり，薬剤から予想される薬効からどのくらいの症例数を臨床試験に必要であるのか検討する．いわゆる統計学的パワーを用いて有意差をもって有効性を証明できる症例数を決定するわけである．実際の臨床試験では，臨床効果を証明するために脱落症例数をあらかじめ考慮にいれて必要な最少症例数をエントリーする．臨床試験は原則としてプラセボを対照とした二重盲検法（placebo controlled double blind method）であるので，治験参加施設の倫理委員会の審査を受けて承認される．医学的見地からみると，新薬開発の臨床試験の質（quality）は高いため，薬剤の有効性を示す結果はインパクトファクター（impact factor）の高い国際学術雑誌に受理されて公表される．市販後はこの臨床試験の結果が掲載された論文が引用され，宣伝に利用されて新薬の販売促進に用いられる．

　一方，新薬が市販された後のいわゆる市販後調査では，専門医ではない一般の実地医家により，治験の場合と比較するとかなり多くの症例が登録される．薬剤の真の臨床効果を見極めるには，治験よりも市販後調査でどのくらい有効であるのか証明することが大変重要である．最近ではメガ研究（mega study）と呼ばれる市販後の大規模臨床試験が企画されて，その研究結果はインパクトファクターの高い国際学術雑誌に掲載される．メガ研究の重要なポイントは，第一に専門家ではない一般の実地医家が参加すること，第二に治療対象は治験とは異なり広く一般の患者であることで，メガ研究の目的は多数の症例を用いた臨床試験で治験と同様な薬剤効果を証明することである．メガ研究で薬剤の有効性が証明されることは，換言すれば，この項の冒頭に述べたように「国民全体が最新の医学の進歩の恩恵にあずかる」ことに他ならない．筆者は，これこそが本当の意味でのEBMと考えている．

## EBMのランク付け

　EBMに基づいてなされたと考えられる報告（論文）を，われわれの周囲に多く見かける．このような論文を詳細に読むと内容は多岐に渡ることに気がつく．論文を読む場合に最も重要なのは方法論である．これまで自分が診療してきた患者を過去に振り返って治療別のグループに分けたのか，治療を開始する時に患者を治療開始順に治療方法を割り振ったのか，ある

表1 エビデンスの質評価基準（レベル）

| | |
|---|---|
| I | 複数のランダム化比較試験のメタアナリシス |
| II | ランダム化比較試験，またはよくデザインされた非ランダム化比較試験 |
| III | よくデザインされた準実験的研究，または比較研究，相関研究，症例比較研究など，よくデザインされた非実験的記述研究 |
| IV | 専門委員会の報告や意見，または権威者の臨床経験 |

（日本癌治療学会・抗がん剤適正使用ガイドライン作成委員会の基準より抜粋，一部改変）

表2 推奨の基準（グレード）

| | |
|---|---|
| A | 行うよう強く奨められる。<br>原則として有効性を示すレベルIのエビデンスが少なくとも1つある。 |
| B | 行うよう奨められる。<br>原則として有効性を示すレベルIIのエビデンスが少なくとも1つある。 |
| C1 | 行うことを考慮してもよいが，未だ科学的根拠は十分ではない（あるいは，十分な科学的根拠がないが，有効性を期待できる可能性がある）。<br>有効性を示すレベルIIIのエビデンスが複数あり，結果が概ね一貫している。 |
| C2 | 十分な科学的根拠がなく，日常診療での実践を推奨できない。 |
| D | 行わないよう奨められる。<br>有用性/有効性は示されず，かえって有害である可能性がある。 |

（Minds診療ガイドライン作成の手引き2007の基準を参考にして一部修正して使用している）

いは患者の希望とは別に無作為に治療方法別にグループに分けたのか，などである。治療開始時の治療方法の割り振りの仕方により，同じような治療をしたとしてもその結果は非常に異なってくる。現在は専門科目を問わず医学のあらゆる領域で，いわゆるガイドライン・マニュアルが出版されている。その中でも多く見かけるのは，実際の患者を目の前にして，診断・治療方針等でどのように患者に対処すればよいのかを問うクリニカルクエスチョン方式であり，提示された問題に答える形式となっており，その内容についてEBMからみたランク付けがしてある。このために現在では同じEBMでもエビデンスの質評価基準（レベル），推奨の基準（グレード）などによりランク付けがなされている。筆者の属している日本婦人科腫瘍学会のガイドラインには，ガイドライン作成委員会がエビデンスの質の基準（表1），推奨の基準（表2）を総説で記載している[1]。ガイドラインやマニュアルを参考にする場合は，それぞれのEBMのランク付けを参考

1 EBM 時代の臨床研究のあり方 [ 総論 ]

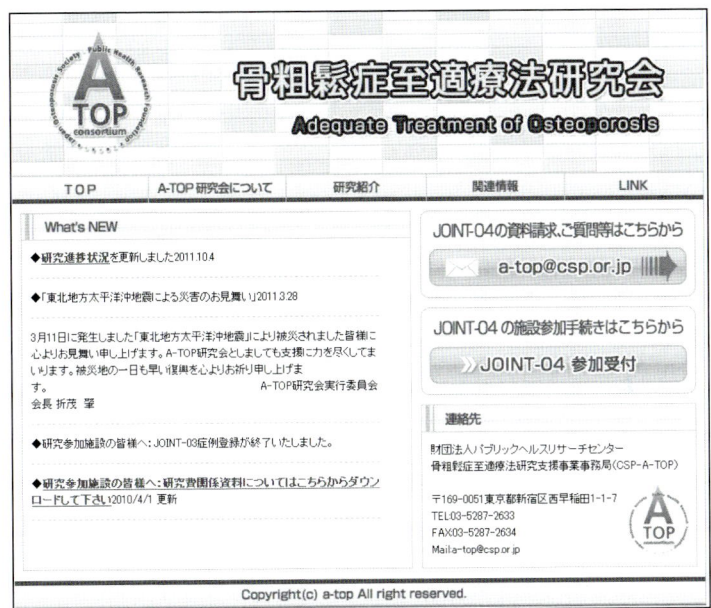

図1　A-TOP研究会のホームページ（http://www.a-top.jp/）

にして，今流行りの言葉でいえば「"自己責任"のもとでその内容を受け入れて自分の臨床に応用してください」ということを意味している．

### 骨粗鬆症臨床における真のEBMとは何か

　現在，日本骨粗鬆症学会のなかに骨粗鬆症至適療法研究会，通称A-TOP（Adequate Treatment of Osteoporosis）研究会が設置されて，骨粗鬆症に興味をもつ一般の臨床医から症例の登録を募り，全国で統一したプロトコールを用いて共同臨床試験が行われている（図1）．このような医師主導型の臨床試験は，わが国の骨粗鬆症領域には従来なかったもので，A-TOP研究の目的はわが国において骨粗鬆症臨床における真のEBMを構築していこうとするものである．現在，一般臨床では単剤よりもむしろ2剤以上を同時に処方する併用療法が広く行われていることが，アンケート調査などから明らかになっている．しかし，骨粗鬆症治療薬剤の併用療法が単独療法よりcost-effectivenessの面でより優っているとの医学的な根拠は報告されていない．本臨床研究の主たる目的は，現在市販されている骨粗鬆症治療薬剤は

11

原則として単剤での効果判定により認可されており，2剤以上を同時に投与する場合，すなわち併用療法に関しての臨床的データを集めて，単剤で使用するよりも2剤以上を同時に服用するほうが効果を得ることができるのかを証明することである。ここでいう臨床効果とは，骨密度，骨代謝マーカーのようなsurrogate markerの変化ではなく，骨折予防効果を臨床的に直接検証することであり，併用療法の骨折予防効果の優位性に関して，わが国で初のエビデンスが示された。JOINT-02では，平均年齢76.6歳，半数以上が既存椎体骨折を有する閉経後骨粗鬆症患者2,164名を対象にアレンドロネート（ALN）単独治療あるいはALN＋活性型ビタミン$D_3$併用治療を2年間行ったところ，最初の6ヵ月の新規椎体骨折の発生数は併用治療群の方が有意に低下していた（ハザード比0.53）。さらにサブ解析の結果，2個以上の既存椎体骨折を有する群とSQグレード3の既存椎体骨折を有する群では新規椎体骨折発生数が単独群より有意に低下した[2]。

　併用療法が単独療法に比較して，実際により有意に骨折予防効果で優れているのかを検証するためには，相当数の症例を登録する必要がある。この目的を達成するためには広く実地医家の開業医の先生方にアピールして，多くの症例を臨床試験に組み入れなければならない。

　同時に共同臨床試験は以下のようなメリットを有する。臨床試験では原則として全例を共同臨床試験を統括する中央の機関に登録してそれぞれの症例を治療グループ別に無作為に割り当てる。試験を実施するためには施設の倫理委員会に対して研究の内容を詳細に記載したプロトコール，患者に試験内容を説明するときに渡す説明書，文書による同意書を提出し，施設の試験を統括する責任医師は委員会の席で説明する義務を有する。試験に参加して症例を登録する過程を経験して，これまであまり臨床試験になじみのなかった医師も科学的な理論に準拠した臨床試験のあり方について身をもって経験することが可能となる。全国レベルの大規模臨床試験への参加を経験することで，実地医家が今度は自分の施設のみで，あるいは同じ立場にある医師仲間でグループを作って，真のEBMを構築するための臨床試験を立ち上げることができる。これがわが国で広がっていくことになれば，海外と同様に科学的な方法に裏打ちされたデータが蓄積されていくことが期待される。日本骨粗鬆症学会のA-TOP研究はこれらのことも目指

している，と筆者は考えている．

## まとめ

　本書は，第一線で活躍されており日夜多くの患者で忙殺されている実地医家の先生方を主たる読者対象にしたものである．目の前にいる大多数の貴重な症例をどのようにしたら質の高い臨床研究に構築できるのか，悩む場合がある．わが国の臨床医学が向上するためには，開業されている先生方が毎日の診療を通して，どのようにしたら真の意味でのEBMの手法に基づくわが国の臨床医学に貢献するデータを作り出すことができるかが大変重要なポイントである．本書では，診療現場において実地医家の先生方が臨床試験を企画した場合の問題解決方法を，項目別にわかりやすく解説していきたいと考えている．

# 2 臨床試験における科学性：ランダム化比較試験

　臨床試験が動物実験と異なるのは，対象がヒトであり，豊かな感性をもちあわせていることである。もちろん，動物に感性がないというつもりはない。科学的に厳密にランダム化しても対象である個々のヒトは個性に富み，さまざまな情報を手に入れて，個性的に，独断と偏見をもって生活習慣を変えてしまうために，おのずとバイアスが生じてしまう。見方を変えると，新薬の臨床試験ではこのようなバイアスに打ち勝つだけのパワーのある有効性が統計的に認められなければ，承認されて市販されることはない。そのためにも臨床試験を行う場合には可能なかぎり科学性に準拠して行う必要がある。

## 臨床試験における科学性とは

　二つの薬剤，新薬と市販されている薬剤の効果，ここでは骨密度増加に対する効果，骨折予防効果を厳密に比較検討するならば，薬剤を投与する集団は可能なかぎり画一化されていなければならないのが原則である。ヒトを対象とした臨床試験が，マウス，ラットのような実験動物を用いて行う動物実験と根本的に異なることは，ヒトは同じ民族（種族）に属しても身体的因子，環境的因子（食事，運動などの生活環境因子），遺伝的因子あるいは精神的因子でバラエティに富むことである（表3）。身体的因子に関

表3　臨床試験と動物実験の異なる点

|  | ヒト | 実験動物 |
| --- | --- | --- |
| 種 | 民族は一致可能。 | 種は完全に一致可能。 |
| 身体的因子 | 身長，体重，BMIを完全にマッチさせるのは困難である。 | 体重を完全にマッチできる。 |
| 環境的因子（食事，運動など） | 困難である。 | 食事（餌）と運動はコントロールできる。 |
| 遺伝的因子 | 不可能である。特定の遺伝子多型は一致可能。 | コントロールできる。 |
| 精神的因子 | コントロール不可能である。 | （コントロール不可能である。） |

しては，たとえば同一民族において身長，体重，body mass index（BMI）などをマッチさせた（matched）としても，環境的因子は異なることが多い。身体的因子，環境的因子をマッチすることができたとしても，遺伝的因子は多様性に富むために，遺伝的因子までマッチさせることは事実上不可能に近い。さらに，ヒトの場合，精神的因子までマッチさせることは困難を極めるといわざるをえない。筆者はこの精神的因子が臨床試験では大変な曲者であると考えている。すなわち，今回のテーマであるランダム化をいかに厳密に行ったとしても，ヒトは精神的な動物なので，精神的な面からくる行動変容までをランダム化するのは不可能である。たとえば骨粗鬆症の臨床試験でいえば，いくら食事をこれまでと同じようにするように指導しても，個々の患者は一所懸命情報を収集して骨粗鬆症によいと考えられている食事をとるように心掛けるのが常である。

　骨粗鬆症の専門外来を立ち上げて診療が軌道に乗ったころの話である。「日本人は白人と比べるとカルシウムの摂取が少ないので，食事を工夫してください」と話をしたところ，ある患者から誇らしげに「先生, 私は, 味噌汁, カレー，普通の牛乳にスキムミルクを入れます」という答えが返ってきたのに大変驚いたことを記憶している。このような患者の行動が，骨粗鬆症の薬物効果をみる臨床試験の結果に予想を超えた大きな影響を及ぼすことは，読者の先生方にも経験があるのではないだろうか。生身のヒトを対象に行う臨床研究において，真の科学性を追及するのはそう容易ではないことがおわかりいただけると思う。将来，骨粗鬆症治療に貢献する効果ある新薬を世に出すためには，私たちはこのような障害物を乗り超えていかねばならない宿命を背負っている。

　質の高い臨床試験を行うためには，特に食事の影響を受けやすい評価項目の場合，試験実施計画書（プロトコール）にその旨を記載し，一部の食事を制限するなどの配慮が必要となろう。

## 真のランダム化とは

　ランダム（無作為）化する最大の目的はバイアスの排除である。ランダム化（randomization）とは何を意味するのかは，先生方にとってはもうすでに常識となりつつあると思われる。言語の基本に帰ってrandomizeとい

う言葉の意味を手元にある辞書を使って調べてみることとした。randomize について英英辞典では，"happening or chosen without any definition plan, aim, or pattern（ロングマン現代英英辞典）"，"made, done, etc., without method or conscious choice (The Pocket Oxford Dictionary)"，"occurring or done without definite aim, reason, or pattern（Random House Webster's Dictionary)" などと記載されている。なぜ英英辞典であるかというと，筆者はこれまで英語の単語を調べるのに英和辞典を使ったことがないからである。中学，高校の学生時代からずっと英英辞典を愛用してきたのである。英和辞典を使わない理由は，高校生の時は文科系専攻で，卒業する直前までは外交官になるつもりでいた。このために英語だけは人知れず勉強していたのである。英英辞典で調べると理屈抜きで頭がすっきりとするし，英語の同義語の微妙な違い，たとえば "accurate" と "precise" がそれぞれどのようなニュアンスをもっているのかを身体で感じることができる。英英辞典をみると，"accurate" は "<u>accurate information, reports, and descriptions etc</u> are correct because all the details are true, <u>an accurate measurement, calculation, record etc</u> has been done in a careful and exact way and is completely correct or <u>a machine that is accurate</u> is able to do something in an exact way without making a mistake" であり，"precise" は "<u>precise details, costs, measurements etc</u> are exact, used to emphasize that something <u>happens exactly in a particular way</u> or that you are describing something correctly and exactly, or used to show that you are<u> giving more exact details relating to something you have just said</u>" である。あえて日本語で説明をすると，"accurate" は情報，報告，記述そのものの正確の程度を指し，一方 "precise" はある事象が規則正しく起こること，ある事柄を正確かつ起こったとおりに記述することを指すと思われる。読者の先生方の感想はいかがなものであろうか。英英辞典のほうが英和辞典よりも "accurate" と "precise" のニュアンスの違いをより強く感じられることがおわかりいただければ幸いである。

　医師になった後もこの "後遺症" のためであろうか，大学で働いていた時に同じ医局のある女性の先生から「先生がカンファランスで話す日本語は英語を訳しているように聞こえます」とか，自宅で当時高校生であった

息子や娘から「父さんの日本語はかなりおかしいから，NHK の日本語講座を聞いたほうがいいんじゃないの」ともいわれたことを思い出す。このような理由から，筆者は現在に至っても日本語には不安を感じており，もし読者の先生方が本書の日本語に不便を感じたときには，どうぞご容赦願いたいというのが筆者の本音である。

　さて，ランダム化がいかに臨床試験で重要であるのかを身をもって経験したことがある。今から 20 年以上も前の話であるが，骨粗鬆症の臨床を始めたころ，閉経直後の比較的若い骨量減少，閉経後骨粗鬆症の女性を対象にして無治療（コントロール：C 群），ホルモン療法単独（HT 群），活性型ビタミン $D_3$ 製剤単独（$D_3$ 群）および両者併用（HT-D 群）の 4 群に分けて，骨密度増加効果の差をみる臨床試験[3]を始めた。大学内の倫理委員会(ethical committee)，審査委員会（institutional review board：IRB）の審議を経て，当時のことなのでこの試験に参加する患者からは全員口頭で同意を得ていた。いわゆる"封筒法"の時代で，統計学の専門家に乱数表を作成してもらい，その乱数表に従って外来受診患者を来院順にそれぞれの治療群に割り振ることとなった。つねに 1 日に 3 〜 4 名の患者をエントリーしていたが，ある時 1 人の患者を眼の前にして封筒を引いたら $D_3$ 群にあたってしまったのである。臨床試験の目的・内容および治療薬剤は自分の意思では選択できないことは封筒を開ける前にあらかじめ患者に丁重に説明していた。その女性が，自分は更年期症状があるので女性ホルモンを使わないと生活できないといいはった。本来ならばこの症例は臨床試験にエントリーはしたが，同意の撤回として対処すべきところであったが，その封筒はそのままにして次の封筒を開いてみたら女性ホルモンを投与する HT 群であったので女性ホルモンを処方することにした。そして，次に来た患者に前の患者に投与するはずであった活性型ビタミン $D_3$ 製剤を服用してもらった。閉経後比較的若年の女性が多かったため更年期症状を訴える場合があり，どうしてもそのような女性にはエストロゲンを処方するようになってしまったのである。このような女性はほんの 2 〜 3 例であったが，全症例の割り振りが終了した後で背景因子について群間で有意差検定を行うと，HT 群では何と骨代謝マーカーのオステオカルシンの血中濃度が有意に高くなってしまったのである。更年期症状を有する女性では骨代謝回転が非常に亢進してい

表4-1 ある臨床試験の登録時の患者背景（文献3より引用改変）

|  | D群 | HT-D群 |
|---|---|---|
| 例数 | 20 | 19 |
| 年齢（歳） | 51.1±0.7 | 51.5±0.9 |
| 閉経後年数（年） | 2.7±0.4 | 2.6±0.3 |
| 身長（cm） | 155.4±1.1 | 154.5±1.3 |
| 体重（kg） | 54.1±1.6 | 51.5±0.9 |
| BMI（kg/m2） | 22.4±0.6 | 21.6±0.5 |
| 骨密度（L2-4）（g/cm$^2$） | 0.873±0.023 | 0.834±0.031 |
| 骨密度（大腿骨頸部）（g/cm$^2$） | 0.758±0.016 | 0.729±0.016 |
| オステオカルシン（ng/mL） | 9.2±0.6 | 8.9±1.0 |
| アルカリフォスファターゼ（IU/L） | 175.9±12.7 | 162.3±11.6 |
| 副甲状腺ホルモン（pg/mL） | 466.3±165.2 | 364.8±32.9 |
| 血清カルシウム（mg/dL） | 9.1±0.2 | 9.4±0.1 |
| 尿中ハイドロキシプロリン（mg/mg Cr） | 0.30±0.10 | 0.23±0.02 |
| 尿中カルシウム（mg/mg Cr） | 0.33±0.12 | 0.16±0.02 |
| 尿中リン（mg/mg Cr） | 1.07±0.31 | 0.58±0.09 |

る可能性があることを，図らずもみせられたわけである（表 4-1,2）。封筒を開けた順序と患者に投与する薬剤の順序を数例前後させただけで，このような結果が出てきたのは筆者にとっては予想外のことであった。このことはランダム化が臨床試験のスタートでいかに重要であるかを示している。目の前にいる女性にいかに懇願されようとも，臨床試験において科学性を維持するには，やはり心を鬼にして厳密にランダム化をしなければならないのである。

　前述したように，封筒法ではランダムに割り付けられた治療法が記載されているにもかかわらず，現場での取り扱いによってランダム化が崩れてしまうことがある。現在ではそれらを防ぐため，コンピュータを使った割付や，電話やファクシミリを使った方法がとられている。ランダム化比較試験のためのチェックリストが論文として発表されているので参照されたい[4]。

### プラセボ効果

　"placebo"を英英辞書で引くと "A substance given to a patient instead of medicine, without telling them it is not real, so that they get better because they think they are taking medicine" と書いてある。もう 15 年以上も前の話であ

## 2 臨床試験における科学性：ランダム化比較試験

表4-2 ある臨床試験の登録時の患者背景（文献3より引用改変）

| HT群 | C群 | 統計学的有意差 |
|---|---|---|
| 16 | 24 | — |
| 52.3±0.7 | 51.5±0.8 | NS |
| 2.3±0.3 | 1.7±0.3 | NS |
| 154.1±1.1 | 154.5±1.3 | NS |
| 51.6±1.5 | 55.1±1.4 | NS |
| 21.7±0.5 | 23.2±0.6 | |
| 0.916±0.039 | 0.947±0.034 | NS |
| 0.753±0.026 | 0.779±0.019 | NS |
| 11.2±1.3* | 7.0±0.4 | $p<0.01$ |
| 173.1±6.8 | 166.0±10.9 | NS |
| 355.0±27.9 | 317.3±24.9 | NS |
| 9.3±0.2 | 9.3±0.1 | NS |
| 0.20±0.01 | 0.23±0.03 | NS |
| 0.24±0.04 | 0.27±0.03 | NS |
| 0.48±0.06 | 0.65±0.07 | NS |

＊：C群との比較で統計学的有意差を認める。

るが，女性ホルモン（エストロゲン）作用，黄体ホルモン（ゲスターゲン）作用，男性ホルモン（アンドロゲン）作用を合わせもつ性ステロイド化合物の骨密度増加効果をみる新薬の治験に参加した。性ステロイド化合物と active placebo（実薬の入ったプラセボ）である活性型ビタミン $D_3$ 製剤を用いての第Ⅲ相臨床試験で，被験者本人から主観的な所見，症状を聞くこととなった。元来，女性では乳房，外陰部などは女性ホルモンに敏感に反応することが知られている。たとえば女性ホルモンでもっとも活性が低いエストリオールの腟錠を萎縮性腟炎の女性に局所投与することが日常臨床で広く行われている。腟錠を処方された女性は局所投与にもかかわらず乳房緊満を訴えることがめずらしくない。この治験では性ステロイド化合物，活性型ビタミン $D_3$ 製剤のいずれかの投与を受けるが，治験参加者本人はもとより医師自身もどちらの薬物が処方されているのかまったくわからないようになっている旨の説明文を手渡して，治験に参加するときには文書で同意を得ている。治験に参加する女性には，マニュアルに従って「性ステロイド化合物の投与を受けた場合は，女性ホルモン様の薬理作用のために不正性器出血，帯下の増加，乳房緊満感，乳房痛などの症状（有害事象）が出る可能性があります」と説明をした。試験が無事に終了してキーオープンした後でわかったことは，何と乳房緊満感を訴えた被験者数は実薬で

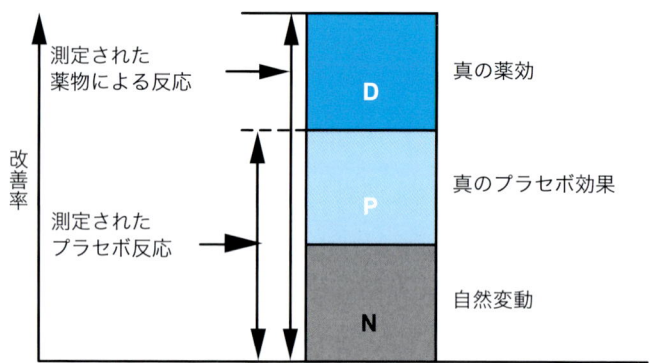

図2 薬物による反応の構造的理解（文献5より引用）

ある性ステロイド化合物よりも活性型ビタミン $D_3$ 製剤の投与を受けた女性のほうが有意に多かったのである。この報告を受けて placebo 効果の偉大さに改めて感心したのであった。「自分は性ステロイド化合物を服用している」と思い込んだ女性の乳房は実際に張ってくるのである。

このように，臨床試験における placebo 効果または心理的な影響を無視することはできない。特に薬の効果を比較する試験では，得られた効果の総体から placebo 効果や自然治癒力を割り引いて真の薬効を評価しなければならない（図2）[5]。

## まとめ

これまでの話から，臨床試験において厳密に科学性を追及するのは簡単ではないことがおわかりいただけたと思う。臨床試験，特に新薬あるいはすでに市販されている薬剤の新規の組み合わせ，併用療法を開発する場合の試験では，科学性に限りなく近づくように努力しなければならない。そのためにランダム化比較試験がよく用いられるのは周知のとおりである。

## 3 臨床研究（治験）審査委員会とインフォームド・コンセントについて

　どのような形であれ，臨床試験を始める場合にはプロトコール（研究計画書）を作成し，所属する施設の臨床研究（治験）審査委員会（Institutional Review Board：IRB）などの承認を得なければならない。現在は実地医家のために学会などが主催する外部の臨床研究（治験）審査委員会などもあり，以前に比べて実地医家の先生方が共同研究を企画し，開始しやすい体制ができている。本稿では，一般病院の勤務医，実地医家の先生方が自ら臨床試験を始める場合に参考となるであろう事項に焦点を絞って解説する。

### 臨床研究（治験）審査委員会
　市販されている薬剤を使用して自主的な臨床研究を始める時の研究計画書を審査するのは，主として臨床研究（治験）審査委員会である。大学では研究倫理審査委員会などが臨床研究（治験）審査委員会を兼ねる施設もある。
　臨床研究（治験）審査委員会の最大の目的は，患者が臨床試験に参加することにより患者の権利と利益（福利）が損なわれないことを確認することである。最近では，臨床試験に不参加の場合に比べて参加した患者のほうが恩恵を得る状況，たとえば骨粗鬆症の薬物治療などでは，通常の診療では健康保険の適用にならない検査を臨床研究に参加すると無料で受けられることなどが，臨床研究（治験）審査委員会での承認の条件となることがある。
　筆者の所属していた病院は薬学部，看護学科，放射線情報学科などからなる，いわゆるコ・メディカルを対象とした大学病院なので，大学本部に研究倫理審査委員会があり，同時に各病院内にも同様の委員会が存在する。大学の研究倫理審査委員会に議題を提出する前に，各病院内に設置されている院内研究倫理審査委員会（院内委員会）でその内容をチェックする。院内委員会は病院長，副院長，医師，看護師，薬剤師，放射線技師，事務職員などからなるが，臨床研究計画書に厳密に目を通すのは医師が中心の

ようである（私は院内研究倫理審査委員会委員の経験はない）。院内委員会は病院としてその臨床試験を実施するのに大きな問題，特に倫理的に問題がないか，参加する患者の負担が増加しないかなどを議論する。院内委員会の承認後に，臨床研究申請に必要な書類は大学の研究倫理審査委員会に送付される。

　参考までに実際に筆者が企画した臨床試験が開始されるまでの手続きについて，具体的に解説する。研究概要，研究の対象・実施場所，研究実施における倫理的配慮，研究の科学的意義などを簡潔に記入した所定の研究倫理審査申請書（巻末資料1-1,2）と同時に，臨床試験の内容を詳細に記載した臨床研究計画書（巻末資料2-1〜9）を作成して院内委員会に提出する。委員の先生方は多忙の中で臨床研究計画書を読むことになるので，筆者は常時A4判の大きさ1ページに臨床研究計画書全体の要約を作成している（巻末資料3）。筆者の前任地である大学の臨床研究（治験）審査委員会では，新薬の臨床試験計画書の要約作成は臨床試験申請時の治験責任医師の義務であった。院内委員会では申請者本人が，臨床試験の目的，内容，予想される結果，予想される有害事象について簡潔に説明する。この席で大切なことは，大変失礼な言い方ではあるが，医師，看護師，薬剤師などの委員は自分の研究に関してはほとんど素人であることを前提に説明をすることである。自分には当然であることが委員には全く新鮮であり，知識欲が旺盛な委員はこの機会を利用して自分の知らないことを勉強しようと考えている。最も重要なことは，臨床試験をする医師が誠実であり，患者に不利なことなどは何も隠していない事実を理解してもらうことである。目的が研究者の単なる興味本位の臨床試験であるような印象を与えると，研究目的に関して厳しい質問を受ける。臨床試験の成果の日常臨床への貢献度も頻繁に質問されるので回答を用意しておく必要がある。最後の質問は，思いもよらぬ有害事象が出現したときの対応である。実地医家の臨床試験は市販後の薬剤を使用するので，単剤の大量投与や，2剤以上の併用などで思いもよらぬ有害事象が起こることが予想されなければ，有害事象に対しては通常の保険診療でカバーできるので問題はない。今回一例として示した臨床試験は，院内委員会で「骨代謝マーカー測定は患者ではなく研究者自身で負担する」という条件がついた。自分のポケットマネーがないと臨

床研究ができない時代である。

　本学の研究倫理審査委員会は，委員長は医師で公衆衛生学が専門，その他の医師は神経心理学，生理学，小児科学，障害者福祉学の専門家，医師以外では看護学科，PT・ST学科，放射線情報科学科，医療経営管理学科を代表してそれぞれ1名が委員となっている。前述のように院内委員会を通過した筆者の臨床研究計画書は，本学の研究倫理審査委員会で審議された。第1回目の判定では条件付き承認となった。条件とは，①患者への説明文書に治療法が無作為に割り当てられること，すなわち自分では治療法が選択できない旨を明記する（説明文書に加える），②目標症例数確保の見通しがあるのか，③健康被害への補償，④両剤を併用した場合のリスク増大の可能性と，併用でも投与量を半量にせずに同じにした理由は何か，の4点に対して文書で回答することであった。このなかでも，④の骨粗鬆症の併用療法では，通常単独療法と同一量を投与するが，専門家以外からは併用療法で単独療法と同じ量を用いるとリスクが高くなると指摘され，大変貴重な経験をした。文書による丁重な回答をした後，筆者の臨床研究は無事承認となった。

　院内にある臨床研究（治験）審査委員会の目的は基本的には研究倫理審査委員会と同じであるが，より臨床研究（治験）に的を絞った構成となっている。審査の主たる対象は，新薬の臨床試験（治験）であり，主として第Ⅱ相試験，第Ⅲ相試験であるが，市販後新薬の第Ⅳ相試験のこともある。筆者はこれまで長い間新規骨粗鬆症治療薬の治験に関わってきたためであろうか，筆者の施設の臨床研究（治験）審査委員会では開院以来継続して委員になっている。構成委員の内容は，委員長は内科医師であり，他に医師が数名，看護師数名，薬剤部長，薬剤師，放射線技師，臨床検査技師，事務部長，事務職員，そして外部委員（院外からの委員）として地元の市町村からの職員という構成である。臨床研究（治験）審査委員会では外部委員の出席は不可欠なので，開催日時は外部委員の都合で決定される。臨床研究（治験）審査委員会の成立に必要な定数は決まっているので，委員会開催時間に遅れると必ず電話で呼び出される。毎回分厚い書類が委員会前に配布され委員会開催までに読まなければならないことは，人手不足で多忙を極めている産婦人科医の筆者にとっては大変なハードワークである。

特に重要なのは，現在進行中の第Ⅱ相試験，第Ⅲ相試験の国内・国外の有害事象報告に定期的に目を通し，臨床研究（治験）審査委員会で新薬の臨床試験の継続を再確認する作業である。

　臨床研究を申請する場合には，研究を主導する医師は誠実であり，患者に不利なことなどを隠しておらず，試験の成果により日常臨床レベルは確実に向上することをアピールすることが大切である。さらに有害事象が出現したときには速やかに対応し，参加した患者が不利にはならないことを約束する。最終的には研究者の判断力と人格が重要な要素となる。

## インフォームド・コンセントとは

　インフォームド・コンセントに対して，最近ではインフォームド・チョイスという言葉が用いられる。前者は臨床試験開始時の不可欠なステップであるが，後者はたとえば骨粗鬆症治療薬の服用開始時に，各薬剤の特性などの詳細な説明により患者自身が薬剤を選択するという時に取らなければならない同意を指す。筆者が自ら作成した臨床試験開始時の説明・同意書（巻末資料4-1〜3，資料5）を紹介し，インフォームド・コンセントの実際を簡潔に解説する。インフォームド・コンセントの基本は人権の尊重である。インフォームド・コンセントを得る際に提供しなければならない情報は巻末資料4-1〜3に示すとおりであり，この内容はそのまま同意書（巻末資料5）に記載されなければならない。他の1施設と筆者の施設の合計2施設で行った共同研究は，活性型ビタミン$D_3$製剤（アルファカルシドール）とラロキシフェンそれぞれの単独投与法と，併用療法の安全性と，骨代謝マーカーに対する影響を比較検討するものであった。

　最も大切なことは，参加を勧めている臨床研究の内容をいかにわかりやすく患者に説明するかである。説明書に書いてあることを，かなり噛み砕いて時間をじっくりかけて話すようにする。説明が一区切りついたときには，筆者は患者が医師の話したことを理解しているか確認をする。外国語で会話する場合に，よく相手が「Do you understand ?」と話の合間に頻繁に聞いてくるのと同じである。有害事象については，比較的頻回に起こりうる（少なくとも5％の確率で生じる）ことと，きわめて稀ではあるが，起こると重症になる場合があることについて話をする。研究に参加すると

有利になること，この研究の場合は通常の診療では保険適用ではない骨代謝マーカーの測定が無料であることについても付け加える。最後に，いったん参加しても，いつでも自分の意思で自由に参加を中止できることを強調する。

　外来が大変混雑して診療録が並ぶと，患者への説明もつい早口になってしまいがちである。患者から自由に質問を出しやすい雰囲気を作り，決して無理に臨床試験への参加を依頼している印象を与えてはいけない。臨床試験，治験への参加を勧める時は無意識に医師自身が身構えることが多いので，筆者は意識的に肩の力を抜いて，深呼吸をして，時には雑談を交えてゆっくりと話をするように心がけている。主治医から勧められ，患者自身が義務感を感じてエントリーしてくるような臨床試験は成功しない。主治医と信頼関係が確立していない患者に臨床試験への参加を勧め同意が得られても，その後来院しなくなってしまうことが多い。最後に，十分な時間をかけて説明したにもかかわらず，患者本人から試験に参加する同意が得られない場合でも，顔色を変えてはいけない。本人から同意が得られても，女性の場合には配偶者である夫の同意が得られないために同意を撤回するということがしばしばある。いずれにしろ，女性患者の場合は医師が患者の顔色を見ている以上に，医師は患者から顔色を見られている。筆者は，参加の同意が得られなかった患者に遭遇した場合は，次の機会に再度臨床試験へのエントリーを挑戦するファイトとエネルギーをもつことにしている。

　インフォームド・コンセントで大切なことは，患者自身の医療上の秘密が保護され，人権とプライバシーが尊重されていることである。個人情報とはこの両者を一緒にしたものかもしれない。諸外国では "confidentiality (a situation in which you trust someone not to tell secret or private information to anyone else)" という言葉があるように，以前から個人情報の取り扱いについては，日本よりも慎重である。筆者が勤務している地方の病院では，患者が自分の友人が診察を受けに婦人科に来ているか，気軽に聞いてくることがよくある。こういう時は言葉を選んでうまくごまかすのだが，不服そうな顔をされることが多い。また，筆者が診察した女性職員のなかには，自分の病気のことが院内に知れ渡るのを気にかけて，他院への紹介を依頼

してくるものも多い。

　元来，医療行為はすべて守秘義務の対象である。産婦人科では，疾病以外の守秘義務が生じることが多い。患者のご主人が「自分の女房が産婦人科を受診しているか」「自分の女房が妊娠しているか」を聞いてきたことがあった。このご夫婦は離婚の裁判・調停中なのである。女性の妊娠がわかれば男性が断然有利になる。当然，医師側の答えは「奥様が当院の産婦人科を受診したかは個人情報になりますのでお答えできません。妊娠についてはなおさらです」である。

　忘れられない話がある。現在の研修医過保護の時代とは異なり，当時は卒業して１年以上たつといちおう独り立ちである。休日当直をのんびりと一人でやっていた。陣痛が弱いため陣痛促進剤を点滴して分娩に至った妊婦がいた。ハネムーンベビーらしい。分娩遷延を気にかけた妊婦は当直医の私に質問した。「分娩がスムースに行かないのは以前私が人工妊娠中絶をしたためでしょうか？」「いいえ，全く関係ありません」と，当時若輩の私は妊婦を励ました。分娩後に問題が発生した。臍帯血の血液型が両親と合わない。再度検査したが結果は同じであった。助産師が席をはずした時に本人に小声で質問した。「つかぬことをおうかがいしますが，実は臍帯血の血液型がご主人とは合わないのです。何か思い当たることはありませんか？」。一瞬本人はためらったが「前の恋人とは事情があり結婚できませんでした。結婚式前夜にホテルで彼と最後の愛の交わりをしました」と答えたのである。「臍帯血で判定した血液型ですので100％正しいとはいえませんが，今回お生まれになった赤ちゃんはその方との間の子どもの可能性が高いです」。産婦人科医は女性の味方である。今後の対策を決めなければならない。「ご主人が赤ん坊の血液型を聞いてきたら嘘をいうことはできませんので血液型をいいます。血液型が合わないのではないかとの質問があれば，合わないことをいわざるをえません」。しかし，実際には退院するまでご主人と面会することはなく，血液型の質問もなかった。付き添っていたご主人の母親が分娩直後に私にこういった。「先生，私はよいお嫁さんをもらって本当に幸せものです」。この言葉が今でも私の脳裏に焼きついている。現在は医療訴訟の多い時代であるが，このような場合には将来の新生児取り違え裁判の対策として妊婦本人に誓約書を書いてもらうの

が一般的である。

　どのような状況でも患者のプライバシーを保護するのは医師に課せられた義務である。臨床試験の説明には十分な時間をかけ，言葉を選んでわかりやすくするように努めなければならない。患者との信頼関係の確立により，臨床試験への同意取得は比較的容易になり，参加者数は増加し，臨床試験を成功に導くことができる。

## まとめ

　自分のアイデアで臨床研究を始める時には，何らかの形で臨床研究（治験）審査委員会の承認を得ることが原則である。研究結果を学会，論文で発表する場合には，その研究が臨床研究（治験）審査委員会の承認済みであるのかが必ず問われる。研究結果がいかに画期的でも，臨床研究（治験）審査委員会の承認がないと採用されない。本項により，臨床研究計画書，説明・同意書を作成し，臨床研究（治験）審査委員会の承認を得ることは決して困難ではないことがご理解いただければ幸いである。

## 4 臨床試験のプロトコール作成手順

　臨床試験のプロトコールとは実施計画書を意味し，これを作成することは臨床研究において大変重要なステップである．試験開始時に一度決定した研究目的，一次エンドポイント（primary endpoint），二次エンドポイント（secondary endpoint），三次エンドポイント（tertiary endpoint）は原則として研究を開始したら変更することはできない．熟慮してプロトコールを作成し，臨床研究を進めることは研究を成功に導くためにも重要である．

### 一般の研究デザイン，特別な研究デザインとは

　実験的研究と観察的研究とがある．実験的研究はある仮説を何らかの形で介入して検証する研究で，治療を導入する臨床試験やある条件のもとで実行される動物実験などが含まれ，結果に影響を及ぼす因子を制御することが可能であるが，ヒトや動物が関与する場合はすべて実行できるとは限らない．観察的研究にはコホート研究やケースコントロール研究（case-control study）があり，何が起こるかを単に観察するのみであり，結果に影響を与える要素をすべて管理するのは困難である．疫学研究は観察的研究に含まれる．

　時系列からみると横断研究と縦断研究とがある．横断研究は，cross-sectional studyといい，ヒトの研究の場合をとると，ある時点において同時に多人数を対象にして行う研究であり，縦断研究はある人数の集団を選び，時間をかけて経過を追って観察する研究である．日本骨代謝学会の原発性骨粗鬆症の診断基準1996年度版[6]は横断研究により椎体骨折の閾値を算出しており，2000年度版[7]は縦断研究の結果から，横断研究で算出した閾値が正しいことを検証している（図3）．縦断研究には前向き研究と後ろ向き研究とがある．前向き研究は前方視的研究（prospective study）といい，ある時期から前向きに（将来に向かって）集団を時間の経過とともに追跡，観察してゆくもので，後ろ向き研究は後方視的研究（retrospective study）といい，ある時期を基準にして後ろ向きに（これまでの経過を過去に振り返って）観察・検討するものである．日本骨粗鬆症

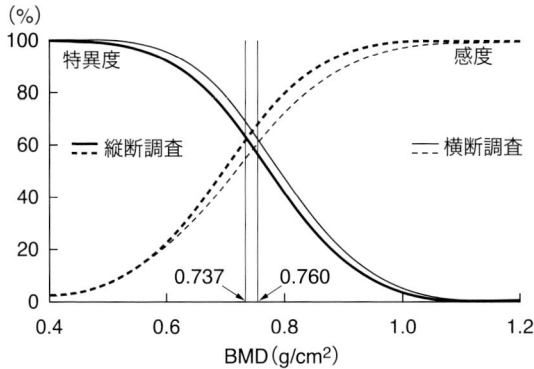

図3 感度，特異度から求めた骨密度のカットオフ値（女性）
（日骨謝誌2001;18:76-82.より引用）

学会で報告される演題で多いのはこの後ろ向き研究である。「当院で過去何年間に治療した症例を治療薬別に解析した結果を報告します」で始まる。いつも筆者が残念に思うのは，もしこれらの症例を治療開始前にプロトコールを作成してランダム化し前向き研究とすれば，症例数もかなり多数になるので臨床研究としてインパクトがあったはずである。コホート研究のほとんどは前向き研究であり，ケースコントロール研究は後ろ向き研究にあたる（表5）。

　実験的研究（臨床研究）では盲検化かつランダム化して比較するのが原則であるが，特殊なタイプがある。ここでは名前だけ列挙しておく。試走期間付きデザイン（run-in design），要因デザイン（factorial design），マッチドペアのランダム割り付け（randomization of matched pair），同意前ランダム割り付け（prerandomization），クラスターランダム割り付け（group randomization）がある。現在のA-TOP試験（骨粗鬆症至適療法研究会）では試走期間付きデザインを採用している。試走期間付きデザインでは，インフォームド・コンセントを得てから，全員にプラセボを投与し，一定期間（通常は2〜3週間）経た後にプラセボ群と治療群にランダム化して，前者ではそのままプラセボを持続し，後者ではプラセボを実薬に切り替える。これは現在，骨粗鬆症治療薬で話題になっているアドヒアランス（adherence，以前はコンプライアンスとよばれていた）を良好に維持する

表5 臨床研究デザインの分類

1. 観察研究（observational study）
   A）症例集積研究（case series study）
   B）横断研究（cross-sectional study）
   C）縦断研究（longitudinal study）
      （1）ケースコントロール研究（case-control study）
      （2）コホート研究（cohort study）
         a　前向き（prospective）
         b　後ろ向き（retrospective, historical）
      （3）ネスティド・ケースコントロール研究
         （nested case-control study）
2. 介入（実験）研究（intervention（experimental）study）
   A）比較対照試験（同時対照）〔controlled trial（concurrent control）〕
      （1）パラレル（parallel）
         a　ランダム化（randomization）
         b　非ランダム化（non-randomization）
      （2）逐次（sequential）
         a　自己対照（self-controlled）
         b　クロスオーバー（cross-over）
      （3）外部対照（既存対照を含む）〔external（historical）control〕
   B）対照なしの研究（uncontrolled study）

ためである．骨粗鬆症治療薬を処方しても来院しない患者が多く，一方では骨粗鬆症治療薬を服用して約6ヵ月後で半数は服用をやめているという報告が多い．A-TOP試験：JOINT-03では同意取得後全員にリセドロネートを服用してもらい，約1ヵ月経た時点で服用を継続するかの同意を再確認してからビタミンKを投与する群（併用群）と投与しない群（単独群）にランダム化する．アドヒアランスの悪い症例を除外することにより統計的パワー（検出力）を高めることができる．

　臨床試験はヒトを対象とするので個体差が研究結果を解析する時に問題となる．完全に無作為化した研究デザインでも，実験的研究で評価の対象となる単位（変数，たとえば骨密度）には避けられない変動（個体間の差，たとえば年齢による骨密度差）があるために実験結果を解析するときに効率が低下する．この変動の影響を少なくするために特別な研究デザインとして，ブロッキング（blocking），クロスオーバーデザイン（crossover design：交差研究）が使われることがある．

　blockingとは，実験的単位を同種のブロックや層，たとえば年齢別の群を編成するなどしてブロック内の年齢による差を少なくし，ブロック内で

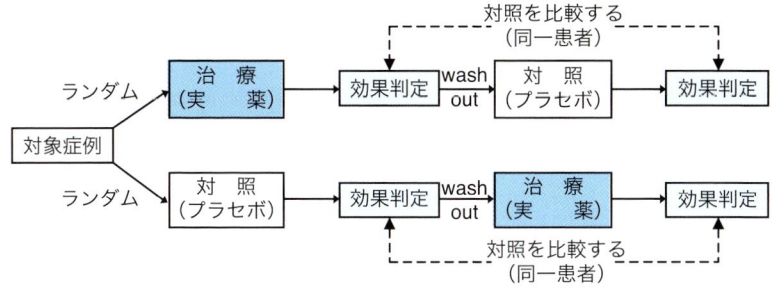

図4 クロスオーバーデザイン
(吉田勝美 監訳. 一目でわかる医科統計学 第2版. メディカル・サイエンス・インターナショナル. 2006. 東京.page27.より引用改変)

ランダマイズして，同じブロック内での薬物療法の効果を比較する．それぞれ異なるブロックに属する個体間で全体的に比較するのではなくて，各ブロック内で治療効果を比較することで，ブロッキングしない場合よりも正確に評価できる．一般の臨床試験は異なるブロックに属するそれぞれの個体を全体として比較する．異なる個体間における測定上の変動（たとえば骨代謝マーカー）のほうが同一個体内における変動よりも大きいために，ある条件のもとでは，各個体を自己の対照として使用することを検討したほうがよいことがある．最初は症例全体を治療群と対照群の2群に分けて一定の期間経過を観察する．その後 washout 期間をはさんで今度は前半に治療群に属した症例は対照群となり，逆に治療群であった症例は対照群となる．これは，各個体内部での比較からは，異なる個体間から得られる比較からよりも，より正確な比較が観察され，より少ない人数で目的を達成できるという考えからきている．ある薬剤の骨代謝マーカーに対する効果を評価する場合を例にとると，ある症例は前半の試験ではプラセボの投与となり，washout 後実薬を投与され，別な症例は前半に実薬を投与され，washout 後にプラセボを投与される．この薬剤の効果判定は同一症例内でプラセボ投与時と実薬投与時との骨代謝マーカーの変化率を算出する．これが crossover 試験である（図4）．

　研究デザインには，前述のとおり横断研究，縦断研究があり，縦断研究はさらに前向き研究と後ろ向き研究に分かれる．症例をランダマイズして薬剤の治療効果を比較する臨床試験は，ランダム化比較試験ともよばれ，

実験的研究で前向きの縦断研究に入る。臨床研究では，避け難い個体間変動の影響を最小限にする目的で，特別な研究デザインとして，blocking, crossover design が使われる。

## 何を比較する試験であるのか

　臨床試験の原則は治療法の比較である。実地医家は，現在日常診療で行っている治療法よりもさらに効果的な治療法を見出したいといつも願っている。現在市販されている薬剤を併用することで単剤の場合よりもさらに効果的な治療法を見出せる可能性がある。以前，筆者が婦人科医として骨粗鬆症の臨床を始めたころは，骨粗鬆症治療薬の治療効果を判定する方法は唯一骨密度の増加効果のみであったので，これが primary endpoint となっていた。現在市販されているビスホスホネートが世に出る前であったので，現在のように骨折抑制効果により骨粗鬆症治療薬の potency をみることは到底不可能であった。その後骨密度と同時に，骨代謝回転，骨吸収，骨形成に特異的な骨代謝マーカーの出現により，骨代謝マーカーの変化も効果判定の一つの手段として用いられてきた。婦人科の骨粗鬆症患者は比較的若年で，加齢による腰椎の変形は認めないことから，効果判定の指標となる腰椎骨密度測定の再現性は良好であるので，新薬の治験では婦人科の閉経後骨粗鬆症女性がこぞってエントリーされた。このおかげで婦人科における骨粗鬆症臨床の進歩には目を見張るものがあった。残念ながら現在では，骨粗鬆症治療薬の効果判定の primary endpoint は骨折予防効果に移行したので，治験等での婦人科からの症例のエントリーは以前に比し格段に減少している印象を受ける。これに伴い婦人科領域での骨粗鬆症の臨床研究の演題発表数も減りつつあり，筆者としては将来を危惧している。

　われわれは日常の診療のなかで種々の疑問に遭遇して問題意識をもつことも多い。骨粗鬆症の臨床でいえば，同一の薬剤を同一の服用方法で処方しても，骨密度に効果を示す症例とそうでない症例をよくみかける。その原因を知ることができれば，症例を個別化してそれぞれの症例で最適の薬剤を選択できる。一部の悪性腫瘍ではすでに分子生物学的手法を用いて個々の患者に最適の抗癌剤を選択して化学療法を行う時代に入っている。responder と non-responder の背景因子を比較検討することにより，いわ

ゆる tailor-made medicine が可能になる．これは背景因子の比較になる．いずれにせよ臨床試験の目的は，あるものを他のものと比較することが原則である．

　問題意識をもち，自分が立てた仮説を証明する目的で臨床試験は計画される．目的が決まればそれを成就するため，医学的，科学的に証明する方法論を探求する．臨床試験の目的は単一のこともあれば複数のこともある．複数の場合は研究目的に優先順位をつけなければならない．いわゆる primary endpoint, secondary endpoint, tertiary endpoint である．しかも，この優先順位は一度決定して試験をスタートしたならば変更はできないのが原則なので，慎重に決めねばならない．研究目的として公表した後は，研究を始めてからあまり臨床的に意味がなさそうであると感じても，必ず解析をしてその結果を示さねばならない．

　一般的には primary endpoint, secondary endpoint の二つを決めることが多い．primary endpoint は治療・効能に関係し，新規薬剤や新しい併用療法の骨折予防効果，骨密度増加，骨代謝マーカー抑制効果であり，secondary endpoint は安全性に関するもので，有害事象（adverse event）の発現頻度などにより評価することが多い．またエンドポイントには真のエンドポイント（true endpoint）と代用エンドポイント（surrogate endpoint）がある．真のエンドポイントは臨床判断に直接結びつくエンドポイントで，死亡や骨折などの関連疾患の発症が選ばれるが，試験期間の短縮や小規模での実施を可能にするため，たとえば血圧値や血糖値など，骨の領域であれば骨密度値や骨代謝マーカー値などの代用エンドポイントが採用される場合もある．

　もう 15 年以上も前の話であるが，女性ホルモン（エストロゲン）作用，黄体ホルモン（ゲスターゲン）作用，男性ホルモン（アンドロゲン）作用を合わせもつ性ステロイド化合物の骨密度増加効果をみる新薬の治験に参加した．primary endpoint は骨密度の変化率をみること，secondary endpoint は骨折予防効果を観察することであった．新薬を開発する治験に参加することにより，プロトコール作成の手順など医師が主導して行う臨床試験の進め方の実際を学ぶことができる．対象は閉経後早期の比較的若い女性であったので，椎体骨折の頻度は非常に低い集団である．治験（第

Ⅲ相試験）終了後に実薬と active placebo である活性型ビタミン $D_3$ 製剤との間で椎体骨折の頻度を比較した。キーオープンしてみると実薬群で椎体骨折が2例，活性型ビタミン $D_3$ 群で1例であった。現在の厚生労働省の新薬審査機関である医薬品医療機器総合機構との面接でこの新薬を承認するのかどうかの議論が始まった。骨密度に対する効果は有意差をもって実薬が優勢であったが，骨折予防効果に対する印象が実薬に不利になってしまった。実薬，active placebo の両群とも椎体骨折症例数がごく少数であったので，2群間で有意差検定をしても当然有意差は認められない。医学専門家としてこの1例と2例の差異は偶然（by chance）であるので優劣は付け難いと主張したが認めてもらえなかった。プロトコール作成時に骨折が少ないとわかっていながら secondary endpoint としたことが間違いであった。後付けの理屈は理解してもらえなかった。結果が有意であるのか有意でないのかを結論付ける場合には二つの過誤が存在するという，統計学でいう「第1種の過誤である偽陽性 Type Ⅰ error（$\alpha$ error）」「第2種の過誤である偽陰性 Type Ⅱ error（$\beta$ error）」のことを，この時に思い起こした。

　骨粗鬆症治療薬を評価する方法が骨密度，骨代謝マーカーに対する効果から，骨折予防効果へと変遷してきた。臨床試験を始める時には，慎重に目的の優先順位を決めなければならない。その結果が有意であるのかを判定する場合には二つの過誤が存在する。

### 治療の割付と盲検化はどうするか

　治療の割付はランダム化が原則であることは前項に解説してあるので，ここではその詳細は割愛する。盲検（ブラインド）化には，一重盲検化（single blinded）と二重盲検化（double blinded）の二つの方法がある。前者は，治療を受ける側である患者はどの薬剤が投与されているかを承知しているが，治療する側とその結果を評価する側は患者がどの薬剤あるいはプラセボであるのか情報が与えられていない。後者は，治療する側，評価する側と治療を受ける患者のいずれの側もどの薬剤あるいはプラセボが投与されているのかわからない。臨床試験での種々なバイアスを可能なかぎり少なくするためには二重盲検化を用いるのが好ましいが，現実的にはな

かなか困難である。市販されている薬剤を使用する臨床試験においても，新薬の治験と同様に二重盲検化で行う場合にはプラセボを用意しなければならない。普通のプラセボ，active placebo のいずれであろうが，プラセボを用意するのは費用が非常に高く，わが国では一般の臨床試験では事実上不可能と考えてもよい。臨床試験のプロトコールは臨床試験の結果を公表する場合に critical となる。筆者の経験では，その結果がいかに画期的であり将来の臨床に貢献するとされるものであっても，impact factor が高い国際的な雑誌ほど無治療群にプラセボを使用していないと論文は受理されることはない。われわれが市販後の薬剤を用いて行う臨床試験では，一重盲検化になるのが一般的であり，どの薬剤が投与されているのかわからないのは試験結果を解析する評価者のみになる。無作為化比較試験を適切に報告するための CONSORT（Condolidations of Standards for Reporting Trials：実験報告に関する統合基準案）statement 形式の概略が報告されている[8]ので参照していただければ幸いである。臨床試験では種々のバイアスを排除するために，参加者全員を目隠しにした二重盲検試験が望ましい。

## 必要な症例数をどのように決めるのか

　骨粗鬆症の薬物治療の場合には単剤療法と 2 剤以上を同時に使用する併用療法のどちらがより効果があるかをみる臨床試験が多い。このような試験で各群それぞれどのくらいの症例数が必要かを決めねばならない。臨床試験の primary endpoint, secondary endpoint, tertiary endpoint が問題となる。もし primary endpoint が骨折予防効果をみるのであればかなりの症例数を要する。現在進行中の A-TOP 試験のエントリー症例数（JOINT-03：目標数 1,820 例）をみていただければこのことを理解していただけるであろう。仮に primary endpoint を骨密度の変化率とすると，必要な症例数はより少なくてすむであろうし，骨代謝マーカーの変化率であればさらに症例数は少なくなると予想される。

　骨折予防効果が primary endpoint の場合には，一定期間薬物治療した後の単剤投与群の骨折率をこれまでの報告から予測し，併用療法群のそれの予想値を算出して，両群間の骨折抑制率の差異を計算する。両群間の予

測骨折抑制率のわずかな差異においても，いわゆる統計的パワー，すなわち統計的な有意差が得られるように症例数を統計的に算出する。そのためには仮説を設定しなければならない。片側・差あり仮説（one-tailed hypothesis）と両側・差あり仮説（two-tailed hypothesis）の二つの仮説がある。one-tailed hypothesis とは一つの方向のみ差があると仮定することである。性ステロイド化合物の治験に当てはめると性ステロイド化合物は活性型ビタミン $D_3$ より骨密度増加効果が優っており，その逆はないとの仮説を立てることになる。一方，two-tailed hypothesis とは差があることだけを述べ，その方向は限定しない仮説のことで，性ステロイド化合物と活性型ビタミン $D_3$ はどちらも効果で勝っている可能性があると仮定することになる。もし one-tailed hypothesis で $p = 0.04$ であって有意差があっても，two-tailed hypothesis では $p = 0.08$ となるので有意でなくなる。仮説の立て方によって同じデータでも有意差が得られたり，得られなかったりする。詳細については成書を参照していただきたい。慎重に仮説を立てて統計的パワーを考慮して登録に必要な症例数を決めることが肝要である。

この例数設計を十分検討せずに行ったのが，本項で示した女性ホルモン作用，黄体ホルモン作用，男性ホルモン作用をもつ性ステロイド化合物の治験における secondary endpoint であった。くれぐれも後付けの論理は専門家の理解を得られないことを肝に銘じておくべきである。

## まとめ

臨床試験においてプロトコールの作成は大変重要である。本格的に試験を始める前にパイロットスタディを行う場合があるが，症例数が少ないために重要な結果がみえにくいことがあるので注意を要する。

# 5 臨床試験の進め方

　臨床研究には，新薬の承認を目的として製薬会社が実施する治験と，すでに市販されている薬剤を用いて併用投与の効果を調べるなどの保険適用の範囲内で行う医師主導型臨床試験の二つがある。前者では，製薬会社がSMO（site management organization：治験施設支援機関），CRO（contract research organization：受託臨床試験実施機関）などを利用して効率よく組織的に仕事が進行するが，後者では，医師自身が組織を構成して進めていかなければならない場合が多い。本稿では，後者の医師が中心となって進める市販薬剤を使用する臨床研究に焦点を絞り解説する。

## 臨床研究を始める前の準備－問診と除外基準の確認

　完璧なプロトコールが完成しても，臨床研究が確実に進行しないと意味をもたない。実際に患者を登録し，臨床研究を始める前にあらかじめ準備しなければならない事項がある。第一に，臨床研究に適格する症例を確実に選択するために，問診する内容を整理して箇条書き方式で用意しておく。チェックリスト（表6-1,2）を作成してそのまま診療録に挟んでおくとよい。ここで重要なのは除外基準の内容を周知して不適格症例のエントリーを極力避けることである。骨粗鬆症の臨床研究における除外基準の実際については本書の「3　臨床研究（治験）審査委員会とインフォームド・コンセントについて」の項で紹介した臨床研究計画書を参照していただきたい。

　既往症，合併症を正確に聴取することは意外と簡単ではない。「何かこれまで病気に罹ったことはありますか」「今，何か病気で治療していますか」と問いかけても，通常は「何もありません」という返事が返ってくる。具体的に疾患名を列挙して確認していかないと大事な合併症，骨粗鬆症の臨床研究での除外疾患を有する患者がエントリーされてしまうことがある。筆者の勤務していた地方の病院に来る患者では，5種類以上の薬剤を処方されている患者が稀ではなく，10種類以上の薬剤を服用している場合もある。高齢者ではたくさんの薬剤が処方されると，それぞれの薬剤に対応する疾患名を把握することが困難になる。こちらから「この薬はこういう疾患の治療のためですよ」と説明することも珍しくない。これらの薬剤が処

表6-1　患者チェックリストの一例

□ 年齢（　　　歳）生年月日
□ 閉経年齢（　　　年　　月）
□ 体重（　　kg），身長（　　cm）
□ 続発性骨粗鬆症がない。
□ 内分泌性：甲状腺機能亢進症，原発性・続発性副甲状腺機能亢進症，性腺機能低下症クッシング症候群
□ 栄養性：壊血病，その他（蛋白欠乏，高ビタミンA症，高ビタミンD症）
□ 薬物性：コルチコステロイド，メトトレキセート，ヘパリン
□ 不動性：全身性（臥床安静，四肢麻痺），局所性（骨折後等）
□ 先天性：骨形成不全症，Marfan症候群等
□ 慢性関節リウマチ，骨パジェット病等
□ 他の低骨量を呈する疾患がない。
□ 各種の骨軟化症
□ 悪性腫瘍の骨転移
□ 多発性骨髄腫
□ 脊椎血管腫
□ 脊椎カリエス
□ 化膿性脊椎炎
□ その他
□ DXA法による骨量の評価に影響を及ぼすと考えられる以下の患者でない。
　変形性脊椎症，重度の側弯症等。第Ⅱ～Ⅳ腰椎のいずれかに強度の変形（骨棘）・骨折または骨硬化像を有する患者。強度の大動脈の石灰化を有する患者。
□ 骨盤内放射線照射による治療の既往を有する患者でない。
□ ビスホスホネート製剤の投与を試験開始日前1年6ヵ月以内に受けたことがある患者でない。ただし極短期間（2週間以内）のみビスホスホネートの投与を受けた患者は投与可とする。

　方された疾患を一つずつ念入りに確認する作業を怠ると大変な目にあうことがある。臨床研究の参加の同意を得た後に，担当医が併用禁忌に気づいて，患者に事情を説明して参加を断念してもらうことほど，医師の信用を失うことはない。筆者が計画した臨床研究で，このような場合が多いものとしては，「抗不整脈薬，抗狭心症薬，強心薬による治療を必要とする重篤な心疾患（不安定狭心症，心筋梗塞の既往，心不全等）を有する患者」という除外基準があった。高齢になるとかなりの割合で抗不整脈薬，抗狭心症薬，強心薬を服用しているのが医療の現実である。
　患者を臨床研究にエントリーする場合には細心の注意を払って問診を行い，除外疾患を確認することが重要である。

表6-2 患者チェックリストの一例（つづき）

□ 試験開始前8週間以内に骨代謝に影響を及ぼす以下の薬剤の投与を受けた患者でない。
　活性型ビタミンD₃製剤，カルシトニン製剤，イプリフラボン製剤，蛋白同化ステロイドホルモン製剤，ビタミンK₂製剤。ただし性ホルモン製剤は3ヵ月以内（注射剤は6ヵ月以内）に投与を受けたことがある患者。
□ 乳癌もしくは子宮内膜癌を有する，またはその既往を有する患者でない。
□ 抗不整脈薬，抗狭心症薬，強心薬による治療を必要とする重篤な心疾患（不安定狭心症，心筋梗塞の既往，心不全等）を有する患者。
□ 静脈血栓塞栓症を有する，またはその既往を有する患者でない。
□ 悪性新生物や前癌病態を有する，もしくはその疑いがある患者でない。
□ インスリン治療を行っている糖尿病患者でない。ただし，その他経口糖尿病薬によって血糖コントロール良好（HbA1c6.5％以下）の患者は投与可とすｐる。
□ 副腎皮質ホルモン（経口または注射剤）の投与を受けている患者でない。ただし一過性（1週間程度）の症状改善のための副腎皮質ホルモン外用剤，吸引剤または点鼻剤の投与を受けた患者は除く。
□ 過去2年以内にアルコールや薬物の濫用があった患者でない。
□ 抗凝血薬（ヘパリン，ワルファリン）による治療を受けている患者でない（ビタミンK₂の臨床試験のみ）。
□ ラロキシフェンに対して相互作用を示す薬物（コレチラミン，ワルファリン，アンピシリン）の治療を受けている患者でない（ラロキシフェンの臨床試験のみ）。
□ 重篤な肝障害（活動性ウイルス性肝炎，肝硬変，急性アルコール性肝炎等）ならびに腎障害（クレアチニン2 mg/dL以上）を有する患者でない。
□ 投与前の臨床検査結果において，本試験の実施に支障があると思われる患者でない。血清Ca値あるいはアルブミン補正血清Ca値が8.5mg/dL未満でない，あるいは血清Ca値あるいはアルブミン補正血清Ca値が10.6mg/dLを超えていない。AST，ALTがその施設の基準値上限の2倍以上，血清クレアチニンが2.0mg/dL以上を超えていない。
□ 同意取得前3ヵ月以内に試験薬の投与を受けたことがある患者でない。
□ 試験期間中に手術が予定されている患者でない。

## 更年期症状を訴える患者の対応

　丁重な問診により不適格症例を除外するのは当然であるが，問診をパスして同意を得た後に実施する治療開始前の血液生化学検査で，はじめて重要な疾患がみつかることがある。筆者が属する婦人科の骨粗鬆症専門の外来では，閉経後比較的若年の女性が多いので，いわゆる「更年期症状」を訴える骨粗鬆症の女性患者が多い。しかし，単なる更年期障害と考えていると，予想外の疾患が隠れている症例に遭遇する。

　更年期障害のために近医で漢方薬を処方されたが，何となくだるさが取れない，全身倦怠感が続いている，という女性が来院した。更年期外来では婦人科以外の他科疾患を鑑別することから始めるのが原則であり，このことは部下の若い先生方にも徹底している。更年期外来の最初のステップ

表7 更年期外来初診時の検査項目(文献9より引用改変)

| 血算 | T-Bil | HDL-Chol | TSH |
| 血液像 | γ-GTP | LDL-Chol | Free-T3 |
| 血糖値 | AST | BUN | Free-T4 |
| HbA1c | ALT | クレアチニン | 検尿一般 |
| Total protein | T-Chol | UA | |
| Alb | Triglyceride | PTH | |

は表7[9]にある検査である。この症例の場合,受診後に検査室から緊急の電話があった。血液生化学検査でAST:454IU/L,ALT:1001IU/L[9]と判明したのだが,患者はすでに帰宅していた。その直後から毎日のように患者の自宅に電話をしたが通じない。約1週間後に連絡が取れて内科にそのまま入院となった。外来スタッフ一同ほっとした次第である。また,ホットフラッシュがひどくて汗をかくという主訴の女性が来院した。汗をかくので喉が渇くというのである。長年更年期外来をやっている筆者も,これは少々おかしいと直感した。いくらホットフラッシュが強度でも喉が渇くのはおかしいと感じたのである。そこで今度は患者を待たせてルーチンの血液生化学検査を行った。この症例の場合も検査室から緊急連絡があり,HbA1c:12.5%,血糖値:389mg/dL[9]とわかり,糖尿病内科の医師に連絡して即入院治療となった。ホルモン補充療法を開始するところであり,ひそかに胸をなでおろした。経験豊富な先生方はすでにご承知のことではあるが,臨床の現場ではいつも落とし穴が待ち受けている。

<u>更年期症状を有する女性では他科疾患が隠れていることがあるので,鑑別診断を念頭に置いて診察を進める。</u>

### 骨粗鬆症治療薬の wash out について

いわゆる骨粗鬆症治療薬の wash out 期間であるが,通常は試験開始前8週間以上の期間を経ていれば問題とはならない。ただしビスホスホネート製剤では,以前は一度でも投与を受けたことがある症例は骨粗鬆症治療薬の臨床研究からは除外されていた。最近では,ビスホスホネート製剤を服用した既往があっても必ずしも骨代謝回転の抑制状態が持続することはないことがわかってきた。したがって,ビスホスホネート製剤の投与を試験

開始日前1年6ヵ月以内に受けたことがある患者でも，投与された期間がごく短期（たとえば2週間以内）であった患者はエントリーを可能としている試験が多い［「3 臨床研究（治験）審査委員会とインフォームド・コンセントについて」の研究計画書を参照］。

　臨床研究を開始する前にはwash outの確認を慎重に行う。

## 保険診療による自己負担検査と臨床研究による無料特別検査についての説明

　新薬の承認を目的とした治験では，原則として患者自身が服用する薬物，それに伴う骨密度測定，胸部・腰部エックス線撮影，血液生化学的検査などの検査はすべて無料である。一方，われわれが計画する臨床研究は，市販後の薬剤を使用して保険診療のなかで研究を進めることになるので，患者自身が医療費を負担するのが原則となる。

　臨床研究へのエントリーを説明する時に，医療費については丁寧に時間をかけて説明することが肝要である。患者自身がよくわかったことを確認した後でも，病院の会計の窓口で担当の事務員とトラブルになることがしばしばある。特に，いわゆる新薬の治験馴れした患者では，エントリーは一見簡単であるがそうでないことも多い。エントリーの説明の途中で市販薬の臨床研究を新薬の治験と勘違いして「先生，よくわかりました」といわれたために，説明を簡略にして後で失敗することがある。患者が費用はすべて無料であると勘違いしてしまうのである。患者も「自分は市販薬の臨床研究のことくらい理解できる」という誇りをもっているので，そのプライドを傷つけないように対応する必要がある。

　筆者は「今回の臨床研究のことはご理解いただけたと思いますが，念のため一通り説明させていただきます。第一に，これは新薬の治験とは異なります。すでに市販されている薬剤を服用していただきますので，保険診療の一環となり，原則として医療費の負担は患者様ご自身になります」と，必ず説明することにしている。臨床研究に参加したために，本来は自費であったり，あるいは検査項目に入っていない検査を無料で行う場合がある。

　筆者の施設の研究倫理審査委員会では，これまで紹介してきた筆者の臨床研究計画書を審議した時に，「参加者が通常の診療よりも何かメリットが

あるようにすること」という注文がついた。筆者はこれに応えるべく，保険適用とはならない骨代謝マーカーを無料で測定することとした。この内容を臨床研究に参加した患者に懇切丁寧に説明したつもりで試験をスタートしたところ，会計の窓口の医事課職員からの電話を受けた。会計窓口で患者が「"検査はすべて無料です"と主治医から話を聞いているので，検査の費用を支払うのはおかしい」といっているとの連絡である。忙しい外来の合間に，費用についての内容を描いた簡単な図を用いて，この患者に改めて説明を繰り返した次第であった。

<u>臨床研究への参加を同意した患者に対して費用負担の内容，特に新薬の治験とは異なり患者本人の負担が原則であることを丁重に説明する。</u>

## 同じ診療科の医師，看護師，検査技師，エックス線検査技師，医事課職員などに対する対応

通常の診療とは異なり市販薬剤を処方する臨床研究の場合には，一定のプロトコールに従って患者を来院させ，問診により有害事象の有無，服薬率（残錠剤数）などを確認，骨密度測定，胸腰部エックス線撮影，骨代謝マーカー測定，カルシウム代謝ホルモン測定，一般の血液生化学検査などが確実に実施されるように配慮する。後に前回診察時の問診項目に不備をみつけた時は，次回来院時にその不備を補うように診療録に書き留める。OSCE（Objective Structured Clinical Examination 客観的臨床能力評価試験）ではないが，診察終了時に和やかな雰囲気で「最後に何かありませんか」と聞くことは大切である。このような場合に，思わぬ有害事象の報告を受けることがある。患者自身は今回の臨床研究とは関係ないと考えていたため話すつもりではなかった些細な有害事象を，最後に話してくれることがある。

臨床研究を始める時には，同じ診療科の医師仲間に対しても，臨床研究の背景，目的，登録方法，除外基準，検査内容，通院間隔などを，研究計画書などの文書に即して説明する。臨床研究の責任医師（主治医）が学会や休暇などで不在の時に，予約なしで来院した患者に対応できるような体制をあらかじめ確立しておく。研究を公表する時には共同研究者になることを確約して，臨床研究に積極的に関わってもらう。同時に，臨床研究に関係してくる看護師，検査技師，受付のクラーク，医事課の担当者には，

研究プロトコールの詳細を説明して丁重に協力を依頼することが大切である。院内でわれわれ医師が行う臨床研究に起因する業務の増加は，医師以外のスタッフにとっては本来の業務とは関係のない余分な仕事であり，ボランティアをお願いするという意味合いがあることを常に念頭に置いて研究を進める。臨床研究に参加する場合は，通常の診察を受ける患者とは，診療順序の流れ，検査内容，検体の保管，会計内容などが異なることを，できるだけ具体的に詳しく説明する。一般の診療では保険適用となる検査でも，臨床研究に参加する場合には患者自身の負担がなくなる場合もあるので周到な準備が必要となる。病院の会計窓口でのトラブルは他の患者との関係もあるので可能なかぎり避けたいものである。今回紹介している当院の臨床研究では，院内の伝票とは別に臨床研究専用の伝票を作成して，検査項目の漏れの防止，検体の保管，患者による経費負担の免除の明確化に努めた。

　<u>同じ診療科の医師だけでなく，看護師，検査技師，エックス線検査技師，医事課職員などに対して臨床研究のプロトコールの内容を懇切丁寧に説明して，臨床研究に対する協力を依頼する。</u>

## 服薬状況の評価方法について

　エビデンスによって骨折予防効果が証明されている薬剤をいくら処方しても，患者自身により確実に服用されないとその効果は発揮されない。近年，服薬状況を評価する方法の解析と，その結果の解析を目的とした報告が増加しつつある[10]。症状がほとんどない，いわゆる生活習慣病での服薬率はかなり不良であり，骨粗鬆症患者では服薬開始後約6ヵ月後にはその半数は服薬を中止しているとの報告が多い。最近では，服薬状況をアドヒアランス（adherence）という言葉を用いて表現することが多い。adherenceの内容には，complianceとpersistenceがあり，complianceはmedical possession ratio（MPR）によって表わされる場合が多い。骨粗鬆症治療薬剤が真に骨折予防効果を発揮するためには，MPRを80％以上に維持しなければならないとの報告が多いことからもわかるように，臨床研究では服薬状況の評価が重要になりつつある。服薬状況を確認するために多くの方法が報告されている[11]。日常臨床で最も使いやすいと筆者が考えているのは，

来院時ごとに前回処方した薬剤を全部持参してもらい，目の前で残薬数を数えてもらう pill count ではないかと考えている[11]。adherence の詳細については多くの報告や成書があり，これらを参考にしていただければ幸いである。今後，いわゆる refereed journal では，臨床研究の服薬状況も確実に評価することが要求されてくるであろう。

　新薬の開発を目的とした治験のみではなく，市販薬剤を用いる臨床研究においても服薬状況の評価は重要である。

### 有害事象のチェック

　有害事象を詳細に聴取することは服薬状況の評価とともに大切なことである。有害事象のために服薬を中止せざるをえない場合が多いからである。有害事象を聞き出すには患者との信頼関係が重要である。というのも，信頼関係がないと真実を医師に話してくれないことがあるからである。前回の診察から今回の来院までに起こったことをすべて聞き出して，臨床研究のために投与し始めた薬剤との因果関係を慎重に評価する。筆者は，医師側からは臨床研究の薬剤と因果関係がないと考えられても，一度は薬剤を中止して，症状や検査値の変化をみることにしている。こうすることにより，因果関係がないことを患者自身に納得してもらうことは，臨床研究の継続のためには肝要である。すでに市販されている薬剤を併用するような臨床研究では，薬剤が複数になるので有害事象の評価はかなり細心の注意を払って行う。

　このように臨床研究の継続のためには有害事象を詳細にチェックすることが重要である。

### まとめ

　臨床研究にあたっては，臨床家自らがプロトコールを作成するのみならず，本項で紹介したようなさまざまな点に留意して，臨床研究を進めていく組織を構築していかなければならない。すなわち，医師だけではなく，看護師，検査技師，エックス線検査技師，医事課職員などの協力が得られなければ，臨床研究は成功しないのである。

# 6 臨床試験データの解析方法とまとめ方

　臨床試験が無事終了した後には，試験で得られた貴重なデータの解析が待っている．データは同じでも，解析方法の仕方により臨床試験のアピール度が変わってくる．ここに研究者のセンスが現れてくる．

## 解析方法の実際－統計的有意差検定とは

　このシリーズではこれまで教科書的なことを解説するのは極力避けてきたが，以下のことは基本的な内容であるので，筆者が実際に参加した治験にそって説明する．

　新薬である性ステロイド化合物と市販されている活性型ビタミン$D_3$製剤とで，骨密度増加効果，骨折予防効果においてどちらが優れているのかを決めなければならない．治験の場合，例数設計を行い，症例数がどの程度必要かを統計的に計算する必要がある．また，プロトコールに記載されている解析方法以外の解析を後から追加することは許されない．後追い解析は申請資料として使用できない．あくまで参考として使用し，再試験を行い，その事実が本当かを検証しなければ申請資料として使用できないのである．医師の行う臨床研究でも，原則は解析方法，primary endpoint, secondary endpointは試験を開始する前に記載すべきであり，後追い解析結果は参考に過ぎないと考えるのが一般的である．

　ここで問題となるのは統計的有意差検定である．読者である先生方にはこれから述べる事柄はすでに学生時代に統計学の講義で学んでいることの復習になる．大変重要な前段階として，研究対象となる個体は母集団を代表している．すなわち，研究対象（治験では症例）がランダムに選ばれていることが前提となる．一般の骨粗鬆症患者から，性ステロイド化合物を投与する群と活性型ビタミン$D_3$製剤を投与する群がランダムに選ばれていなければ，この治験の結果の解釈に誤りが入り，有効な新薬が世に出る機会を失うか，あるいは無効な新薬が承認されて市販されることになるかもしれない．統計的有意差検定を行うためにはいくつかの段階がある（表8）．
1）研究仮説を立てる：研究対象群（性ステロイド化合物を投与された群）とコントロール群（活性型ビタミン$D_3$製剤を投与された群）との間で差が

表8 統計的有意差検定

| 1. 研究仮説を立てる | 研究対象群とコントロール群との間で差があるとする仮説をたてる。 |
| --- | --- |
| 2. 帰無仮説を立てる | 研究対象群とコントロール群との間で差がないとする仮説を立てる。 |
| 3. 統計的有意水準を決める | 帰無仮説を棄却するのに十分と考えられる統計的有意水準を定める確率（$\alpha$）（通常は5%以下）を決める。 |
| 4. データを収集する | それぞれの研究方法に準じて、データを収集する。 |
| 5. 統計的有意差検定を行う | 研究対象群とコントロール群との間で差がみられた場合、母集団群には差がないものとしてその差が生じる確率を計算する。 |
| 6. 帰無仮説を棄却あるいは保留する | 5%以下の時は帰無仮説を棄却する。$p$値が0.05より大きい場合は帰無仮説を棄却できない。 |

ある（性ステロイド化合物のほうが活性型ビタミン $D_3$ 製剤よりもより効果がある）との仮説を立てる。

2）帰無仮説を立てる：次に研究対象群とコントロール群との間で差がないとする、前項とは反対の仮設を立てる（両群間で効果に差がない）。

3）統計的有意水準を決める：帰無仮説を棄却するのに十分と考えられる統計的有意水準を定める確率（$\alpha$）を決める。ほとんどの医学研究では、5%以下が帰無仮説を棄却するのに十分としている。偶然により、まれと考えられる現象が起こることはありうるのである。換言すれば、帰無仮説が正しい場合にそれが棄却される確率が5%存在することを意味する。

4）データを収集する：ケースコントロール研究、コホート研究、無作為化臨床試験（治験を含む）など、それぞれの研究方法に準じてデータを収集する。ここでは治験である。

5）統計的有意差検定を行う：研究対象群とコントロール群との間で差がみられた場合、母集団群には差がないものとして、その差が生じる確率を計算する。この確率を $p$ 値（$p$ value）と呼んでいる。帰無仮説が正しいとした時に、観察されたデータの起こる確率を計算する。

6）帰無仮説を棄却あるいは保留する：母集団群には差がないと仮定して、得られた結果が偶然によりもたらされる確率を計算し、それに基づいて帰無仮説を棄却あるいは保留する。その確率（$p$ 値）が 0.05 以下、すなわち差がないと仮定された母集団の間で差がない確率が5%以下の時は、結果

にみられる差を説明するには十分な p 値として帰無仮説を棄却する。研究対象群とコントロール群との間で差があるとする説を採択する。p 値が 0.05 より大きい場合は帰無仮説を棄却できないのであり，母集団群には差がないとする帰無仮説が正しいとするのではない。帰無仮説が正しいとして，それを棄却し対立する仮説を採択するには，観察データから計算される p 値は大きすぎるということである。帰無仮説を棄却し対立仮説を採択するためには，帰無仮説が成立する確率が小さいことを示さねばならない。

　ここで前項で記した第 1 種の過誤，第 2 種の過誤のことを復習したい。第 1 種の過誤とは，帰無仮説が誤って棄却されて対立仮説が採択される確率が問題となる。たとえば，裁判員制度が発足して数年経過しているが，第 1 種の過誤とは，裁判でいえば無罪の人を有罪と宣告してしまう過誤のことである。母集団群（研究対象群とコントロール群）との間には差がないのに，差があるとする仮説を誤って選択する過誤である。第 1 種の過誤を犯す可能性を容認するために，前述した水準（$\alpha$）を通常は 5% とする。統計的検定をする対象によりこの $\alpha$ 水準が高すぎる（きつすぎる）場合があれば，逆に低すぎる（ゆるすぎる）こともある。

　第 2 種の過誤は，帰無仮説を棄却できないときに母集団群（研究対象群とコントロール群）との間には差がないとする過誤である。裁判でいえば，第 2 種の過誤とは有罪の人を有罪と宣告しない過誤のことを示している。統計的検定は帰無仮説を棄却するのか棄却しないのかを問題にしており，帰無仮説を容認するか容認しないのかを問題にしているわけではない。帰無仮説を棄却できない，すなわち母集団群（研究対象群とコントロール群）との間には差がないとする仮説を否定するには十分なデータがないだけなのである。

　理由の一つは，母集団に差があるにもかかわらず，まれなデータが集積したために，偶然に差があるとはいえない状況にある場合が考えられる。これは，研究計画や解釈に誤りがあったわけではなく，いくら努力しても避けることはできないと考えられている。他の理由としては標本数が少なすぎる場合がある。標本数が少ないと偶然による誤った結論が引き出されることが多くなり，帰無仮説を棄却しにくくなる。標本数が少ないと本当は差がある場合でも統計的有意差が出にくくなる。実際には大きく重要な

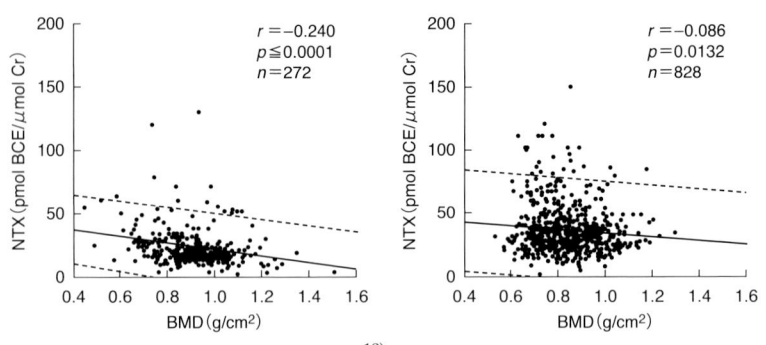

図5 尿中NTX値と腰椎骨密度との関係[12] 左:閉経前,右:閉経後

　差が有意とならなくなる。逆に，標本数が多ければ，わずかな差でも（差の値が小さくても）統計的有意差が出やすくなる。標本数が非常に多ければ，科学的あるいは臨床的には無意味なわずかな差でも，どんな小さな差でも統計的有意差を示すことができることは，多くの先生方がすでに経験していることであろう。このように統計的有意差検定は，新薬開発の治験や市販薬を用いた臨床試験では大変重要なステップである。特に治験では有効な新薬が世に出る機会を失うか，あるいは無効な新薬が承認されて市販されることになるかもしれないので，実地臨床の将来に対するインパクトは大きい。このために最近の治験，臨床試験ではあらかじめプロトコールに例数設計の根拠，群間に差の出る確率について記載するのが一般的である。
　筆者の経験を述べると，閉経後女性で，最初，症例数が少ないときは骨密度と骨代謝マーカーの関係をみると負の有意な相関が認められた。このデータで研究を押し進めようと決めたのであるが，症例数が増加するにつれて相関が弱くなり有意差が失われてしまったのである。しかし，さらに症例数を増やしてみると再度有意差が観察されるようになり，一見意味のない，解釈に困難である相関も認められたのである。尿中NTX値と腰椎骨密度は閉経の有無に関係なく負の有意な相関を示し，しかも閉経前女性の場合（$r=-0.240$, $p \leq 0.0001$）は閉経後女性（$r=-0.086$, $p=0.0132$）に比べて相関の程度がより大きいことが観察されたのである（図5）。この理由は，論文をそのまま引用すれば"because of a large number of subjects"ということである[12]。臨床の論文では $r$ がこのように小さい場合でも有意

差があるとするが，統計の専門家にかかると問題外とされる。少なくとも両方が正規分布していることは最低の条件のはずである。$r$値は0.5以上はないと意味がないとされる。

　少数例で有意な結果が認められたとしても，あまりこだわらないことが肝要である。臨床では最初のこだわりや思い込みで思わぬ失敗をすることがある。MRI 検査による所見等で巨大卵巣腫瘍との触れ込みで手術室に入った。よくみると MRI では一部に切れ込みがあり，多胞性卵巣腫瘍である。婦人科では，麻酔下で意識がなく下腹部の緊張から解放された患者で双合診にて手術直前に術前診断で再度確認するのが一般的である。診察による下腹部圧迫により弛緩した腸管から便が自然に排出されて止まらなくなった。何とバケツ1杯分の便が出たのである。同時に卵巣腫瘍と診断された腫瘤も消失した。手術室が糞臭で充満したことはいうまでもない。麻酔が覚めたのち患者に確認したところ2週間くらいの便秘は日常茶飯事であることが判明した。やれやれと胸をなでおろした次第であった。

　<u>臨床研究を始める場合には，研究対象群とコントロール群との間で差があるとする研究仮説を立てる。次に，前とは反対の研究対象群とコントロール群との間で差がないとする帰無仮説を立てる。帰無仮説を棄却するのに十分と考えられる統計的有意水準を定める確率（$\alpha$）を決める。差がないと仮定された母集団の間で差がない確率が5.0%以下の時は，帰無仮説を棄却し，研究対象群とコントロール群との間で差があるとする説を採択する。$p$値が0.05より大きい場合は帰無仮説を棄却できないのであり，母集団群には差がないとする帰無仮説が正しいとするのではない。帰無仮説が誤って棄却されて，研究対象群とコントロール群との間で差があるとする対立仮説が採択される第1種の過誤と，帰無仮説を棄却できないときに研究対象群とコントロール群との間には差がないとする第2種の過誤がある。</u>

## 交絡変数（因子）について

　臨床研究では，研究者である医師が対象を選択するのに用いる変数を独立変数と呼び，測定するものを従属変数という。研究の目的は，独立変数が従属変数に影響を及ぼすか否かを検討することである。従属変数に影響するが実験の計画には含まれない変数は外部変数と呼んでいる。こ

表9-1 骨密度と血中性ステロイドホルモンレベルとの相関（全例）[13]

|  | DHEA | AND | TS | E2 | SHBG |
|---|---|---|---|---|---|
| **Baseline bone density** | | | | | |
| L-BMD | 0.229** | 0.194* | 0.082 | −0.092 | −0.009 |
|  | 0.082 | 0.091 | 0.033 | −0.138 | 0.060 |
|  | 0.061 | 0.083 | 0.046 | −0.133 | 0.031 |
| FN-BMD | 0.209* | 0.196* | 0.048 | 0.020 | −0.077 |
|  | 0.125 | 0.121 | 0.020 | 0.025 | −0.002 |
|  | 0.103 | 0.119 | 0.021 | 0.023 | −0.023 |
| T-BMD | 0.216** | 0.210* | 0.115 | 0.033 | −0.194* |
|  | 0.142 | 0.145 | 0.085 | 0.001 | −0.118 |
|  | 0.120 | 0.141 | 0.086 | 0.006 | −0.138 |
| R-BMD | 0.199** | 0.225** | 0.026 | 0.090 | −0.058 |
|  | 0.098 | 0.152$^+$ | 0.009 | 0.121 | −0.007 |
|  | 0.059 | 0.136 | 0.014 | 0.152 | −0.036 |
| **Bone loss（percent change from baseline）** | | | | | |
| L-BMD | −0.134 | −0.139$^+$ | 0.014 | 0.205$^+$ | 0.049 |
|  | −0.087 | −0.108 | 0.001 | 0.163 | 0.077 |
|  | −0.093 | −0.113 | −0.005 | 0.159 | 0.086 |
| FN-BMD | −0.038 | 0.031 | −0.157 | −0.078 | −0.219$^+$ |
|  | −0.023 | 0.041 | −0.199 | −0.133 | −0.211$^+$ |
|  | −0.034 | 0.032 | −0.186 | −0.109 | −0.206$^+$ |
| T-BMD | 0.006 | 0.067 | −0.038 | 0.062 | −0.223$^+$ |
|  | 0.020 | 0.075 | −0.097 | −0.005 | −0.208$^+$ |
|  | 0.030 | 0.078 | −0.099 | −0.011 | −0.203$^+$ |
| R-BMD | 0.137 | 0.143 | 0.120 | 0.187 | −0.138 |
|  | 0.138 | 0.141 | 0.091 | 0.167 | −0.086 |
|  | 0.140 | 0.140 | 0.092 | 0.167 | −0.086 |

DHEA: dehydroepiandrosterone, AND: androstenedione, TS: testosterone, E2: estradiol, SHBG: steroid hormone binding globulin, L-BMD: 椎体骨密度, FN-BMD: 大腿骨頸部骨密度, T-BMD: 総大腿骨骨密度, R-BMD: 橈骨遠位端骨密度
上段: 調整せず, 中段: 閉経後年数とBMIで調整, 下段: 年齢とBMIで調整
Spearmanの相関係数; +: $p<0.05$, *: $p<0.01$, **: $p<0.005$

の外部変数が独立変数に関係している場合に，2つの変数は交絡している（confounded）という。たとえば骨密度を独立変数とし，年齢を従属変数として解析をする場合に，身長，体重，body mass index（BMI），閉経後年数（years since menopause：YSM）などが外部変数として交絡因子（confounding factors）となり解析に影響を与える。骨密度値は年齢と独立して体重の影響を受け，体重が大きいほど骨密度値は高くなるので，骨密度値と年齢との関係を解析する場合には交絡因子である体重で補正をしなければならない。同時にYSMも年齢とは別に骨密度値に影響を及ぼすので補正が必要となる。このように2つの因子の関係（独立変数が従属変数に影響を及ぼ

## 6 臨床試験データの解析方法とまとめ方

表9-2　骨密度と血中性ステロイドホルモンレベルとの相関（BMI 25kg/m²未満の症例）[13]

| | DHEA | AND | TS | E2 | SHBG |
|---|---|---|---|---|---|
| **Baseline bone density** | | | | | |
| L-BMD | 0.237** | 0.213** | 0.090 | −0.102 | 0.023 |
| | 0.116 | 0.124 | 0.055 | −0.097 | 0.077 |
| | 0.083 | 0.108 | 0.056 | −0.102 | 0.041 |
| FN-BMD | 0.233** | 0.218* | 0.044 | 0.005 | −0.106 |
| | 0.161+ | 0.152 | 0.024 | 0.064 | −0.050 |
| | 0.131 | 0.145 | 0.021 | 0.056 | −0.075 |
| T-BMD | 0.232** | 0.214* | 0.085 | 0.007 | −0.201+ |
| | 0.163+ | 0.152 | 0.065 | 0.041 | −0.142 |
| | 0.134 | 0.144 | 0.062 | 0.042 | −0.167+ |
| R-BMD | 0.204* | 0.241** | 0.016 | 0.093 | −0.060 |
| | 0.114 | 0.173+ | 0.007 | 0.162 | −0.039 |
| | 0.061 | 0.150+ | 0.005 | 0.196+ | −0.078 |
| **Bone loss（percent change from baseline）** | | | | | |
| L-BMD | −0.115 | −0.120 | 0.042 | 0.208+ | 0.056 |
| | −0.073 | −0.094 | 0.040 | 0.183+ | 0.090 |
| | −0.074 | −0.096 | 0.038 | 0.182 | 0.100 |
| FN-BMD | −0.038 | 0.033 | −0.211 | −0.098 | −0.203+ |
| | −0.033 | 0.032 | −0.243+ | −0.141 | −0.190 |
| | −0.035 | 0.033 | −0.230+ | −0.125 | −0.188 |
| T-BMD | 0.043 | 0.086 | −0.022 | 0.040 | −0.198+ |
| | 0.048 | 0.086 | −0.075 | 0.001 | −0.181 |
| | 0.058 | 0.090 | −0.074 | −0.006 | −0.177 |
| R-BMD | 0.122 | 0.116 | 0.107 | 0.117 | −0.178 |
| | 0.125 | 0.113 | 0.099 | 0.133 | −0.143 |
| | 0.127 | 0.113 | 0.103 | 0.128 | −0.142 |

DHEA: dehydroepiandrosterone, AND: androstenedione, TS: testosterone, E2: estradiol, SHBG: steroid hormone binding globulin, L-BMD: 椎体骨密度, FN-BMD: 大腿骨頸部骨密度, T-BMD: 総大腿骨骨密度, R-BMD: 橈骨遠位端骨密度
上段: 調整せず, 中段: 閉経後年数とBMIで調整, 下段: 年齢とBMIで調整
Spearmanの相関係数; ＋: $p<0.05$, ＊: $p<0.01$, ＊＊: $p<0.005$

すか否かを検討する）を解析する時には, 常に交絡因子が存在するか否か, 存在する場合にはいくつの交絡因子があるのかを念頭におく必要がある。それぞれの交絡因子で補正をすると, それまであった有意差が消失することがある一方で, 認められなかった有意差が補正後に認められることがある。さらに, 2つ以上の交絡因子で同時に補正することが必須のこともある。骨密度と血中性ステロイドホルモンレベルとの相関をみた筆者の研究では, 交絡変数である年齢, YSM, BMIでの補正なしで得られた有意差が, 年齢とBMIあるいはYSMとBMIでの補正により消失する場合もあり, 逆に補正なしでは有意差が観察されなかった関係が補正後に有意差が認められた

りもした（表 9-1,2）[13]。詳細は論文をみていただければおわかりいただけると思う [13]。

　<u>独立変数が従属変数に影響を及ぼすか否かを検討する場合には，常に交絡因子の存在を考慮する必要がある。</u>

### 臨床試験から脱落した患者の取り扱い

　臨床試験を経験した先生方であれば，文書による同意を得て試験にエントリーした患者が何の理由もなしに突然来院しなくなることを経験しているであろう。いわゆる脱落症例をなるべく少なくする努力は可能であるが，完全に無くすことは事実上不可能である。臨床試験データをまとめる時に，脱落症例をどのように取り扱うのかはデータ解析に影響を及ぼすので大変重要である。

　日本骨粗鬆症学会の発表でも，「○○の長期薬物療法の骨密度に対する効果」といった演題の内容をみると，1年後以降になると徐々に症例数が減少してくるのがわかる。特に年数を経るほど症例数は減ってくるので，来院している症例の，たとえば骨密度などをみると，薬物の効果がよく表れていることが多い。薬物療法を開始してから長期間を経ているにもかかわらず来院している患者を診ると，服薬状況（compliance）が大変良好であり，骨密度がよく増えている患者であったりする。これでは，データのもととなっている患者(個体)にすでにバイアスがかかっている可能性があり，特殊な状況でデータの解析を行っている危惧が生じる。これは薬剤の骨密度効果に対しては有利に働くことになる。このような可能性，薬物の効果を，厳密に，場合によっては不利に評価しようという発想のもとで，ITT（Intention-to-treat analysis：包括解析）という解析方法がある。ITT法では，たとえば2年間の臨床試験で1年後まで来院した患者の1年6ヵ月，2年後のデータは欠損とせずに，最終来院時である1年後のデータをそのままあたかも来院したごとく1年6ヵ月，2年後のデータとして入力する。他の患者のデータも同様に入力するので症例数は治療開始後のいずれ時期においても不変である。ITTには同時に最初のランダム化での患者の割付を重視するという考え方も入っている。いったん割り付けられた患者は，服薬の有無にかかわらず，プラセボ群であっても，実薬や類似の薬剤を服用

しても最初に割り付けられた群に含めて解析をする。ただし，この方法に対しては事実を反映しているとはいい難いとの批判もある。

<u>脱落した患者のデータの扱い方にITT法があり，薬物の効果をなるべく厳しく評価しようという考え方に基づいている。</u>

### 解析方法の選択

　前項で紹介した研究を発表したころには臨床研究の解析方法は数が限られていたが，現在は解析ソフトの進歩に目を見張るものがある。先生方が自分の臨床研究のデータ解析にどの方法を選択するのかは，先生方と同様の研究結果が掲載されている最新の論文の解析方法を参考にするのが最善であろう。現在は統計学の専門書が多く出版されているので参考にしていただければ幸いである。機会があれば統計学，疫学の専門家から直接アドバイスをいただくのもよいであろう。ただし相談は結果が出てからではなくて，あくまでもプロトコール作成の段階ですべきである。

### Regression to the mean について

　この言葉をすでに御存知の先生方も多いと思われるが，最後に少し解説を加えたい。"Regression to the mean"とは，文字通り"平均値への回帰"である。現在では骨粗鬆症薬剤の治療効果は骨折予防効果で評価される。しかしそうした現在でも，骨折予防効果のsurrogate endpointとしては，骨密度の変化率，骨代謝マーカーの抑制率などが臨床試験などでは用いられる。一昔前は骨密度変化率が，新薬承認のための唯一の治験のprimary endpointであった。臨床試験は目的により6ヵ月，1年の場合もあるが，当時は骨密度がprimary endpointである治験，あるいは臨床試験は原則として2年間の観察期間が要求されていた。骨粗鬆症治療薬剤で治療を開始すると，一般的にはプラセボ群（無治療群）に比し治療群では骨密度は増加傾向を示す。その骨密度の変化を，われわれは骨密度測定装置という手段を用いて測定しているに過ぎないのである。実際の骨密度の変化は "No one knows" である。骨密度測定装置による測定は必然的に測定誤差を伴う。治療開始後の最初の骨密度測定は通常は6ヵ月後であるが，異常に高い値を示した症例は次の測定である1年後ではその値は低下する。一方，最初

の 6 ヵ月で異常に低い値であった症例は 1 年後の値は上昇することにより平均値に近づく。これらはすべて骨密度測定に伴う測定誤差のなせる業といっても過言ではない。個々の症例レベルでみると，測定値というものには必ず測定誤差が伴うので，いずれは平均値に回帰するという考え方である[14]。

　骨密度測定を医師自らが行っている場合はよいが，放射線科の技師が担当している場合は測定値のばらつきによって多くの問題が起きる。開始時と 6 ヵ月後で担当の技師が交代したために，まともな測定ができていない場合が多いといわれる。以前筆者が大学在任中に，大学病院といわゆる関連病院と共同で骨粗鬆症治療の臨床研究[15]を企画した。骨密度測定の誤差を最小にする目的で，すべての症例の骨密度測定は当時大学病院産婦人科外来にあった DXA 装置で，すべて一人の技師が測定を行った。しかも，精度管理の担当は当時講師であった筆者に任されていた。骨密度測定を行った技師には，当時骨密度測定ではわが国でリーダーシップを取っている大学病院に泊りがけで骨密度測定の研修を受けてもらったのであった。このように，骨密度測定の精度管理を向上させるためには放射線技師への教育と連携は非常に大切である。

　<u>骨密度測定の精度管理は医師と放射線技師とが共同で行う必要がある。</u>

## まとめ

　臨床研究で得られたデータを解析する場合の基本は，統計的有意差検定である。統計的有意差検定は臨床試験では重要なステップであり，新薬が対象の治験では，検定の結果によっては有効な新薬が世に出る機会を失うかも知れない。一方，医師主導の臨床研究からはすでに市販されている薬剤の組み合わせ方に，より新しい臨床効果が示されることがあるので，統計的有意差検定を確実に進めることが大切である。

# 7 論文作成時の要点

　現代は情報化の時代であり，多くの情報で溢れている。その中から自分が必要とする情報を選択することは，大変重要な能力のひとつとなる。医学，とりわけ臨床医学の分野では，いわゆる"Refereed International Journal"が数多く出ており，その数は現在も増加しつつある。情報発信者の立場からいえば，いくら立派な臨床研究論文を発表しても，読者に読んでもらわないことには話は始まらないのである。

**論文タイトルの決め方**
　最近，筆者は年を取ったせいであろうか，自分自身で研究助成金を申請する書類を書くことよりも，他の研究者が作文した申請書の審査をする機会が多い。1回の審査で，多い時には40から50の申請書に目を通さなければならない。集中力とエネルギーを要する仕事であり，医師不足が問題になっている産婦人科の臨床医にとっては，審査のための時間を作ることもままならない。手元に申請書類の一覧表があると，どうしてもまずそれぞれの研究課題が目に入る。採点する者からすると，つい興味をそそられる研究課題の申請書類から読んでみようかと誘惑されるのである。学会の抄録の採点も同様であり，採点者の興味をそそる演題名の抄録は，期せずして力を入れて目を通すことになる。読者の先生方も，学会会場で厚い抄録を手にして，どの演題を聞きにいこうかと迷う時は同じ心境ではないだろうかと想像する。裏返せば，論文作成の場合には論文のタイトルの決め方が大変重要であり，的確なタイトルが決まれば一段落であるといえよう。

　論文タイトルを決める時期は研究者により異なると思われるが，筆者は論文作成を始める時期に tentative title を決めておくことにしている。もちろん，このタイトルは論文を書いている途中で何度か変わることがある。最終的には論文を全部書き上げた時に論文タイトルを決定するのである。

　タイトルを決める時の要点は，①タイトルが臨床研究結果を正確かつ簡潔に表しているか，②タイトルから研究結果が既知の報告にはない新しい知見を加えていることが理解できるか，③専門分野以外の研究者の興味を

引きつけ，理解してもらえるタイトルか，などである。

　重要なのは①の"タイトルが臨床研究結果を正確にかつ簡潔に表しているか"である。現在，骨粗鬆症に関係する"Referred International Journal"は数多く存在するので，研究者は多くの論文の中から自分の仕事にとって重要と考えられる論文を選択しなければならない。通常は最初に論文のタイトルを見て，その論文に目を通すか否かを決める。もし論文のタイトルが研究者自身の興味を引かなければ素通りされてしまう。一方で，論文タイトルはその研究内容を要約した Abstract をさらに一つの文章に凝縮したものである。したがって，論文タイトルを考える場合に大切なことは，研究結果を正確に記述することで，タイトルが研究から得られた結論を超えてはいけない。学会の演題タイトルなどを見ると時折感じることだが，研究者として自分の研究には当然思い入れがあるので，結論を少々超えて背伸びした，あるいは言い過ぎたタイトルを目にすることがある。また，日本人の国民性であるかもしれないが，逆に内容に比べて遠慮していると思われるようなタイトルもあり，こうした場合には，タイトルを決める時はむしろ強気になったほうがよいと，個人的には考えている。これらの点を留意して，論文のタイトルを決定することが肝要である。

　<u>論文タイトルは Abstract をさらに要約したもので，研究内容の目的と結論を正確かつ簡潔に伝える必要がある。</u>

**まとめ方の基本**

　臨床研究の論文をどのように書くのかには多くの方法がある。筆者が臨床研究をまとめる際に行っている論文の書き方を紹介したい（表 10）。

　1）Materials（Subjects）and Methods

　臨床研究がまだ進行中の時に，Materials（Subjects）and Methods を書き始める。これにより研究内容や方法に不備があれば気がつくことがあり，補充可能である。研究が終了してからでは不足したデータを補うことが困難である。研究進行中に同様な臨床研究を扱った論文を見て，その方法論に照らして自分の研究に不足しているものがあれば追加できる場合もある。現在掲載されている論文を凌ぐことが重要で，それができなければ後発となる自分の論文の採用は困難であろう。また，最初のプロトコールでは含

表10　論文作成法の要点

| 項　目 | 要　点 |
|---|---|
| タイトル | Abstractをさらに要約したもので，研究内容の目的と結論を正確かつ簡潔に伝える。 |
| 要　約 | 初心者にも容易に理解できる内容にする。Conclusionを導くために必要な最小限のデータのみを紹介する。 |
| 緒　言 | 臨床研究の目的をわかりやすくかつ理路整然と記述する。 |
| 対象と方法 | 臨床研究がまだ進行中の時に書き始める。 |
| 結　果 | 研究対象症例の背景因子に群間で有意差がないことを早期に確認する。学会発表の図表を保存する。 |
| 考　察 | 「起承転結」に沿って内容を展開する。 |
| 結　論 | 研究結果から得られる結論のみを記述する。 |

まれていなかった情報を，研究が終了してから対象である患者から改めて得ることはかなり難しいということもある。

2）Results

これも研究進行中に書けるものはまとめてしまう。たとえば，研究対象症例の背景因子がこれにあたる。ランダム化して治療薬物別に分けたそれぞれの群の背景因子，年齢，閉経後年数，身長，体重，body mass index（BMI），骨密度値，骨代謝マーカー値などが群間で有意差がないことを確認する。論文発表する前に学会発表などで利用した図表を，tentative results として保存しておく。図表は論文を投稿する場合に用いるものと同じものを準備しておき，最終のデータと入れ換える。図表を作成する時の要点は，試験結果のなかから図表で表わす内容をそれぞれ区別しておくことである。査読で筆者のところに送られてくる論文の中には，同じ内容を図と表の両方で示しているものを見かけるが，これはぜひとも避けたいものである。

データを論文発表するときに大切なことは，論文の結論に導くために必要な最少量のデータを掲載することである。たくさんのデータが手元にあると，つい全部出したくなるのが人間の常であるが，ここはグッと我慢をする。論文を査読したレフリーから追加データの請求があった時のために残しておくのである。

3）Introduction

ここで大切なのは研究目的である。研究をはじめるに至った動機を，専門家でない研究者にもわかるように解説的に記述する。論文を書く時はIntroductionから書き始めてもよい。研究目的を常に念頭において臨床研究

を進めるのが原則であるが，その結果いかんでは微妙に研究目的の方向性が変わってくることがあるので，結果をみてから改めて Introduction を書く。

　Introduction は総説ではないので，研究目的と直接関係ないことは極力記述しないように努める。数多くの論文を読んで得た知見を書きたくなるが，論文には書いてはいけない。自分が臨床研究を始めるに至った考えを，理路整然と無理なくわかりやすく記述する。読者が Introduction を読んだ後に，研究目的は至極当然であると理解し，興味をもってくれたら大成功である。

4）Discussion

　これを最後に書くのは至極当然のことである。ここで陥り易い誤りがいくつかある。Discussion では原則として研究結果の内容を繰り返してはならない。もし結果の繰り返しが必要な場合は，同じ内容でも Results の項で記載した文章を変えて表現するか，あるいはより簡潔に記載する。Introduction で述べたことを Discussion で繰り返して記載することにも注意を要する。もし Discussion で言及したことをさらに強調したいために，Introduction のなかから関連する論文の内容を記載する時には，Discussion では簡単に触れる程度にする。Discussion も Introduction と同様に総説ではないので，研究結果と関係のない論文の引用は極力避ける。あたかも総説のごとくに Discussion で多くの知見を紹介している日本人の論文を見かけることが多いので，注意を要する。仕事に関係する論文を数多く読んでいると，人間の本性としてつい Discussion で知っていることを書きたくなる誘惑に駆られるが，ここはじっと堪える。

　Discussion には「起承転結」があり，ひとつの物語が完結しなければならない。これがないと，言葉は悪いが大変しまりのない論文になってしまう。これは学会で発表するシンポジウムでもまったく同様である（詳細については次項の英語論文の書き方で解説する）。

　「起」の部分では，その分野の専門家以外の初心者にも，研究が開始された背景が理解できるようになるべくわかりやすい解説をする。ここでは自分が手に入れた最新の論文（最近では論文が印刷物として出版される前に electronic journal として公表される）ではなく，少々古くても総説的な論文を利用して自分の仕事を紹介する。これにより専門ではない研究者も研究内容に興味をもつことで，Discussion を読んでみようという気になる。

「承」に該当する部分では最新の論文を紹介しながら，現時点で「明らかになっていること」と「まだ明らかではないこと」とを区別して解説する。今回の研究は，この明らかになっていない事柄のなかのどの事象を明らかにすることを研究目的としたのかを記載して，読者の理解の助けとする。

　「転」では自分の研究結果を要約することにより研究目的の要求にこたえていることを明記する。研究結果と関連のある論文のみを引用して，自分の仕事の結果と同じであるのか異なっているのかを紹介して，異なっている場合にはその理由について論理的に説明しなければならない。

　「結」は文字通り結論となる。

　最近の論文では，Discussion で研究結果の Strength と Limitation が言及されることが多い。Strength では少し強気になって，自分の研究結果がどの点で他の報告よりも優れているのかをアピールする。一方，Limitation では Strength とは逆に少し謙虚になって，自分の研究は結論が得られているが実際には限られた状況での研究であるとか，症例数は必ずしも多くはないとか，いくつかの問題点も存在するなどと，いわば申し訳のような説明をするのである。

　Discussion の最後では，"In Conclusion" あるいは "In Summary" として，研究結果から演繹される結論を，短い（一つあるいはせいぜい二つの）文で記載する。ここで肝要なのは，結論としてあくまでも研究結果のみから引き出せる事柄を厳密に記述することである。研究結果から飛躍して結論を書いてはいけない。ともすると研究者が所属する同じグループの他の研究者が同じ分野で仕事をしており，すでに今回の研究結果を超えたデータを得ていたりしていて，それを受けて結論が飛躍してしまうことがあるが，これは戒めたい。

　5） Abstract

　Abstract は論文の中でタイトルの次に重要な部分である。というのも，タイトルをみて論文に目を通すかどうか決めた後，Abstract を読むのが常だからである。Abstract に目を通して，さらに論文を本格的に熟読するかを決定するのである。Abstract は厳密に語数が決まっているので，無駄なく文章を構築する必要がある。細心の注意を払って Introduction, Materials（Subjects）and Methods, Results, Discussion, Conclusion の要点

を Abstract に反映させる。Results では Conclusion を導くために必要な最小限のデータのみ言及する。

　臨床研究がまだ進行中の間に，Materials（Subjects）and Methods から書き始める。Results は論文発表する前に学会発表などで利用した図表を，tentative results として保存する。Introduction では自分が臨床研究を始めるに至った動機を，初心者にもわかり易いように記述する。Discussion では「起承転結」をつけて結論に導く。Abstract には最小限のデータのみを載せる。

## 症例報告と原著論文

　本書をお読みになっている多くの先生方は，すでにたくさんの症例報告を書いた経験をおもちだと思う。症例報告と原著論文の書き方の本質は全く同じである。自分の症例に愛着がないと症例報告を書いてみようという気にはならない。症例報告では，緒言で自分がこれから報告する症例はいかに興味深いかを宣伝する（Introduction）。次に実際の症例を提示する（Material（Subjects）and Methods，Results）。考察では，同一あるいは類似した症例報告を紹介して自分の症例とどの点が異なり，どの点が類似しているかを解説する（Discussion）。自分の症例での新しい検査法，治療法などの試みを強調する（Strength）と同時に，問題点についても反省する（Limitation）。最後に結論として，自分の症例からこれまでに報告されていない新しい知見を学ぶことができた，あるいは自分の症例は新しいことを教えてくれたなどと言及する（Conclusion）。

　このように，症例報告の内容は原著論文の構成とほとんど同じである。

## 論文作成のための brain training

　筆者の性格は本質的に"億劫がりや"である。何ごとも，いかに作業量を少なくしてことを済ますことができるかに腐心する。余談ではあるが，このことは家族にはすでに周知となっているため，家族で行動する時にはいつも監視されている。特に息子・娘の目が厳しかったが，今は家を出ているので内心ほっとしている。さて，原著論文を読む時（筆者には目を通すといったほうがあたっているかもしれないが）にもこの原理が働く。Introduction を読んで研究の背景と目的を頭に入れた後に，Materials

（Subjects）and Methods を読んで研究対象の規模と対象の選択基準を把握する．次に Results の図表のみをのんびりと眺める．ここでは，もし自分がこの論文の著者であればどのように結果を記述して，Discussion で何を考察するのか考えるのである．Results は読まないで Discussion を読み，必要な時だけ図表を参照して，このときに初めて図表を解説した文章に目を通す．この方法は時間を節約する目的で始めたのであるが，結果としては論文を書くための brain training となっている．

　<u>論文を書くことにおいてもスポーツと同様，常日頃からの training は欠かせない．</u>

## まとめ

　臨床研究の論文を書くことはひとつの物語を作ることに他ならない．物語には起承転結が必要で，ひとたび読者が読み始めたならば，最後までストーリーに引き込まれるようなインパクトが要求されるといえよう．

# 8 | 英語論文の書き方

　現在，われわれがいったん臨床試験を始めると，どのような研究であれ，好むと好まざるとに関わらず，わが国と海外とで研究者はライバルになる状況におかれている．IT時代の中にあっては，大学，病院，医院などの職場，自宅などのプライベートな住まい，移動中の航空機，新幹線，在来線，通勤電車など，どこにいても最新の情報を手に入れることができる．参考文献でさえ，印刷される前にelectronic versionとして引用されるのが常識となっている．自分が実践した臨床研究をアピールするためには，英語論文を書かねばならないのである．英語論文における英文の言い回しを詳しく述べると，それだけで一冊の書籍になり，すでにたくさんの本が出版されている．ここでは，筆者の経験に基づいた英語論文の書き方の総論のようなものを，一部実例を挙げて解説する．

**英語は日本語より簡単である**

　本書で以前に述べたように，筆者は日本語が不得意である．これは日本語が難しい言語であると，少なくともひたすら筆者が思い込んでいることに起因する．ひらがなと漢字がある日本語とは対照的に，英語はアルファベットのみから成る比較的簡単な言語である．英語はある程度の規則を習得しさえすれば，その応用だけでことは足りるのである．筆者は生来大変ものぐさであり，言葉を記憶するのは非常に苦手であるので，英語は日本語に比較すると簡単であると信じている．大学生時代は東京西部の中央線沿線に住んでいたが，横浜まで電車通学したため時間的にかなり余裕（というか暇）があった．大の勉強嫌いであるので，当然のことながら講義の予習・復習は全く考えておらず，ひたすら小説を読みふけった．日本語は苦手なので必然的に英語の小説を，日本の文庫本にあたる安価なpenguin book（paperback）を買い込んで通読した．中でも興味をひかれたのはサマセット・モームであった．サマセット・モームは，本格的に小説を書くまでは医学生であり，医師免許を取得するために社会に出て臨床実習をする義務があった．その実習としてランベスという貧民窟に入り込んだところ，

医師の前で病人が気持ちや人情を包み隠さずに赤裸々に露呈することを経験したのである。そこでサマセット・モームは真の人間の心，心情を目の当たりにして，人間に対する興味が膨らみ，小説家として身を立てることを決心したのである。リザという少女を主人公にした「ランベスのリザ」は，その時に経験したことを題材にした小説である。筆者はサマセット・モームのほとんどの小説を西荻窪から金沢八景までの通学電車で読んでしまった。サマセット・モームの小説にはそれ以外に，自叙伝としての「人間の絆」，タヒチに行くまでのポール・ゴーギャンの生い立ちを描いた「月と6ペンス」，作家としての自分の考え方を記述した「要約すると」などがある。一方，アーネスト・ヘミングウェイの小説は英語の文章が簡潔で，表現もわかりやすかったように記憶している。「誰がために鐘は鳴る」，「日はまた昇る」，「老人と海」，「白鯨」などが懐かしく思い出される。こういった話から，「英語はどうも苦手である」と英語アレルギーに罹患している先生方が，先入観の病から解放されて，ここは一つ英語で論文でも書いてみようかなという気持ちになっていただければ，本項の目的は半分以上達成したことになる。

## 自分が感激した文章を書き留めておく

　英語論文を読んで，これぞと思った文章はその場で書き留めておく習慣を身につけることが大切である。ただし impact factor が高いジャーナルの論文に掲載されている英文が，すべて正しい英文であるのかは保証の限りではない。自分が良いと考えた英文とほぼ同じような言い回しをしても，英文校正により直されることも珍しくない。「To our best knowledge」が「To the best of our knowledge」と校正されることがある。論文の考察の最後にしばしば使用される「Taken together」と「Together」の差異を知ることも重要である。前者は"これまでに報告されている知見とその研究結果を総合的に考察すると結論づけられる内容"を意味し，後者は"その研究の結果のみから得られる結論"を指していると考えられている。

## 米国の大学でも英文校正専門の部署がある

　前述のように，いくら有名な雑誌に掲載されている論文でも，用いられている英文が厳密な意味で正確であるとは保障の限りではない。筆者が長

く勤務した大学の同僚が，米国東部の骨代謝では著名な教授，いわゆる"ボス"のいる大学に留学した。本人は日本の大学の大学院生の身分で留学したので，時間的な制限があって留学先の研究結果をまとめて論文を書いていたのでは間に合わない。その同僚は，すでに留学前にまとめた臨床研究で，ASBMR で Plenary Poster に選ばれていたが論文にはしていなかった研究成績をもっていた。そこで，急遽この仕事を英文にして学位論文とすることにした。E-mail が使われる現在とは異なり，当時はファクシミリの時代である。時差を利用して毎日毎晩ファクシミリのやり取りである。ラボの同僚にも英文を見てもらったようであるが，それでは不十分であり，英文校正に出すというのである。その時初めて知ったことであるが，米国の大学には英文校正を専門とする部門（Department）があり，投稿する前に母国語である英文を見てもらうのである。わが国ではそのような部門を有する大学はあるのだろうか。英文で論文を書く時の言い回しが，いかに大切であるかを痛感した。

　読者の先生方がどのように英文校正を行われているかは知る由もないが，可能であれば大学医学部の医学英語などを担当している native speaker にチェックを依頼するとよい。業者に頼むよりも経費は割高になるが大変勉強になる。筆者が大学に勤務していたころは，日本語も大変流暢な，外国人の医学英語の非常勤講師の先生と親しくなり，膝と膝を突き合わせて英語の表現法を学ぶことができた。「accurate」と「precise」との違い，先ほどの「taken together」と「together」の差異などを知ったのも，このような機会を通してであった。言葉の微妙なニュアンスの差異がわかりにくい時は，お互いに日本語と英語を駆使して，とことん議論しあった。この時の経験は私にとって大事な宝物となっている。

## 英語論文では同じ言葉，言い回しを嫌がる

　文章の最初に「my father's beautiful house」という言葉が出てきたと仮定すると，次回は「my father's house」と表現し，最後は「the house」と表す。論文の考察のなかで自分の仕事を表す言葉でも，「this study」，「our study」，「this investigation」，「our investigation」「this paper」などと，同じ言葉の繰り返しを極力避けるように努力する。自分の臨床研究の結果がこれまでの

報告と異なる場合では「be not in agreement with…」,「does not agree with…」,「be inconsistent with…」,「be not consistent with…」,「be not in accordance with…」などの表現法がある。自分の研究結果と既報との不一致を説明する場合は「The explanation for the difference may be…」,「This may be why…」,「The difference may be explained by…」,「The difference may be due to…」,「This is probably because of…」などと記述して，断定的な言葉をなるべく用いないように心掛ける。

## 文章の最初の数値はフルスペルで記述する

文章筆頭では「12 of the subjects have…」ではなく,「Twelve of the subjects have…」が正しい。文頭では「$8 \mu L$ per $cm^2$…」は「Eight microliters per square centimeter…」と記述する。数値の１から９までは文章の途中でもフルスペルで書く。「Out of the subjects 9 had abnormalities in renal function」,「The duration of the study by the protocol was 2 years」は，それぞれ「Out of the subjects nine had abnormalities in renal function」,「The duration of the study by the protocol was two years」が正しい。ただし，最近の論文を見ていると，読者がわかりやすいように数値で記載している場合も多く，英文校正でもあえて訂正を受けないし，出版社レベルでも校正しないことが多い。しかし，数値の記載方法の原則を知っておくことは重要である。

## Introduction の英文

最初に用いる単語はフルスペルで記載し，次回から略語を用いることができる。最初は「bone mineral density（BMD）…」であり，その次から「BMD…」を用いる。

英語を用いる文化圏では「yes or no」を明確にする習わしがある。国際学会で質問されたときに，時間をかけて返答しても質問者が納得しないことがある。最後に「I ask you yes or no.」といわれてしまうのである。

自分の研究を紹介する時には「It has not been clearly defined that…」,「It is controversial that …」,「Little is known about…」等を用いて，研究を開始するに至った背景を，明確かつ丁寧に，特に専門家でなくとも理解できる

ように記述する。これまでの報告を紹介する時は必ずしも「It was reported that…」,「Gorai I et al. reported that…」といわずに,「Gorai I et al. showed that…」,「Gorai I et al. found that…」と表現し,あるいは「CYP17 and COMT genotypes have some effects on bone（Gorai I et al.）[16]」のように報告内容を直接述べてもよい。「It was reported that…」を何回も繰り返すのは目障りである。

　"Introduction" の最後には研究目的を明言する。「The aim of this study is …」,「The object of this study is…」,「The purpose of this investigation is…」,「In this study we aimed to…」,「In this investigation we asked whether…」,「In this study we tried to assess…」等を用いる。読者がintroductionを読むことで,研究を行った背景,動機,目的を理解し,興味がわかないとその論文は読まれることはないのである。

## Materials（Subjects）and Methods の英文

　"研究対象" の「inclusion criteria」と「exclusion criteria」をわかりやすく記載する。たとえば,「Postmenopausal women for whom natural menopause or surgical menopause had occurred at least 2 years earlier and who were diagnosed with osteoporosis［－2.5SD of young adult mean（YAM）≧ lumbar spine bone mineral density（L-BMD）］」などと対象を規定する。除外症例は「We excluded from the study women with a history of chronic disease（e.g. renal diseases, hyperparathyroidism, hyperthyroidism, diabetes mellitus）, who were receiving treatment with a drug known to affect bone metabolism.」と説明を加える。

　"研究方法 Study design" では症例の割り振り方を明記する。「…were randomized to receive either $1.0\mu$g alfacalcidol（ALFAROL®: $1\alpha$(OH)D$_3$ capsule）, 60mg raloxifene（EVISTA®: raloxifene tablet）or a combination of raloxifene and alfacalcidol during a 1-yr study. Assignments to each treatment group were made from a list of randomly generated treatment codes previously prepared by a controller.」[17]

　"検査方法" では,たとえば骨密度,骨代謝マーカー,血液生化学検査をそれぞれどのような間隔でどのくらいの期間で測定したのかを明記す

る。「BMD at lumbar spine and total hip was measured using dual-energy X-ray absorptiometry（DXA）on a QDR Delphi device（Hologic, Waltham, MA, USA）every 6 months. Biochemical indices and intact PTH（i-PTH）were monitored for 2 years. Baseline 25(OH)D levels were measured at the start of the study.」のように解説する。

　最近は論文受理に際して，同意の取得とプロトコールが正式な倫理委員会で承認されているかが必ずチェックされる。「All gave informed consent before entering this study. The protocol of the study was approved by the Ethical Committee of the International University of Health and Welfare.」[17]のように明記する。

　最後に"解析方法 Statistical analysis"を記載する。「All data were expressed as the mean and SEM except percent changes in biochemical markers as the median. The initial values of the parameters in the three groups were compared using Tukey's method after analysis of variance（ANOVA）.」[17]

## Results の英語

　図表を効果的に使用して視覚に訴えるようにしたほうが，論文はより読みやすくなる。結果を述べる時は「As shown in Fig.1,…」などと表現せずに結果を簡潔に述べて文章の最後に「(Fig.1)」と加える。Table のように数値自体が直接記載されている場合は数値を挙げる必要はないが，Figure のように全体として増減，相関関係などが視覚に訴えるように表されている場合には実際の数値は文章の中に記述する。

　研究結果を解析する場合に重要なことのひとつは，2つ以上ある因子の間で相関があるかを検討することである。たとえば，骨密度と血中性ステロイドホルモン濃度との関連をみる研究では，前述したように交絡因子（confounding factor）として，年齢，閉経後年数，body mass index（BMI）などが考えられる。最初は交絡因子で補正をする前のデータを示し，次に補正をした後のデータを述べるのが一般的である。第一に相関を見出した時には，有意差があるのかを明らかにする必要がある。通常は有意差がある相関関係のみに言及するが，そうでない場合もある。有意差がある相関は「There are significant correlations between…」と表現するのは

先生方も何度も見馴れている。有意差がない，たとえば「$p = 0.053$」の時には，ただ単に「There are correlations between…」と言い表すことも多いが，読者はこの相関に有意差があるのか気になる。このような場合には「There are non-significant correlations between…」と言い表すほうが無難である。交絡因子で補正をした後で初めて有意な相関を見出した時には「After adjustment for ages and BMI, we found a significant relationship between…」あるいは「The adjustment for ages and BMI revealed a significant association between…」などと表現する。

　"Result"の最後では，読者が頭の中で研究結果を簡潔に整理できるように「Put together,…」，「Together,…」等の単語を用いて仕事全体をまとめた文章を書く。

### Discussion の英語

　"Discussion"では得られた研究結果を解説して，それがいかに意義あることかをアピールする。一見平面的なデータを，立体的，三次元構造的に構築し，あるいは時系列的に組み替えて，専門家ではない読者が話の流れに乗ってついていけるように工夫をする。映画，落語，音楽などを鑑賞している観客がその世界に引き込まれていくのと同じである。工夫の一例として，問題を提起し，一つ一つその問題に返答をしていくように考察を進めるやり方がある。「First, we asked whether…」と最初の問題を挙げて答えていく。次に，「Then, we tried to see」あるいは「Secondly, we asked ……」と進んで行き，順次「Thirdly, we proceeded to assess…」，「Fourthly, we checked…」とし，最後に「Finally, we asked the question to see…」と締めくくる。

　実際の例を著者の論文でみてみよう。まず，最初の問題提起である。「In this study, we first asked whether endogenous sex steroids might have some effects on bone in postmenopausal Japanese women.」。次に「Secondly, we endeavored to determine whether some part of the effects of sex steroids on bone can be explained by a variation in candidate genes influencing circulating hormone levels.」と，骨密度に影響を及ぼしている性ステロイドホルモン濃度は，性ステロイドホルモン代謝酵素の遺伝子多型に依存しているか

を問う。最後には「We finally asked whether the polymorphisms of estrogen metabolizing genes have some direct effects on bone,…」と，性ステロイドホルモン代謝酵素の遺伝子多型の骨密度に対する直接効果を取りあげている。

　ここでもう一つ重要な問題がある。英語の論文は「起承転結」ではなく，3段論法で書くべきだという意見がある。3段論法に従うと，考察は「地球は丸い」，「東から西に回転している」，だから「西から東に風が流れて偏西風となる」のような形式の記述となる。ここに示した論文では，骨密度は血中性ステロイドホルモン濃度の影響を受ける。血中性ステロイドホルモンは性ステロイドホルモン代謝酵素の遺伝子多型の影響を受ける。骨密度は性ステロイドホルモンを介して間接的に遺伝子多型の影響を受ける，と議論を進めるものである。

自分の臨床研究で見出した所見がこれまで報告がない場合には，研究成果の要約を述べた後に「To the best of our knowledge, this is the first report that …」と強調する。当然，これを断言するためには文献を検索してよく調査する必要がある。自分の研究結果と同じ結論の論文，あるいは相反する結論の論文を紹介した後は，前述したようにその差異（difference）の理由，意味する事柄を丁寧に理論的に説明する。

　自分の研究の限界を，研究者自身がきちんと承知しているということを説明するために，「We have some limitations in this study.」，「This study has some limitations.」あるいは「There are some limitations in this study.」などという書き出しの一段落を設ける。その内容を「First,…」，「Second(ly),…」，「Third(ly),…」最後に「Lastly,…」と箇条書きに列挙する。

　最近，自分の仕事の強みを表現する論文を見かけるようになっている。書き出しは「We have some strengths in this study.」あるいは「This study has some strengths.」とし，自分と同様の他の研究では言及されていない知見，方法論の特異性，症例数が非常に多いこと，新しい成果，新たな結論等について，なるべく具体的に，専門家ではない研究者にも理解しやすいように説明をする。

　"Discussion"の最後では，「In summary,…」あるいは「In conclusion, …」として，研究結果より得られた知見から結論されることを明記する。今回の研究で未解決の問題があるときは「It remains to be elucidated that…」あ

るいは「It is warranted to elucidate that…」と付け加え，この研究では解決できなかった問題点を著者は承知しており，将来の研究に委ねられるであろうことについて言及する。ただし，これは簡潔に一文にとどめる。

## 英語を楽しむ機会を作る

　日常生活の中で英語に接する機会を探し，英語に親しみ，かつ英語を楽しむように努力する。筆者は高校生時代にクラブ活動でESS（English Speaking Society）に所属していた。部員は自分のクラブをジョークで"Eating Sleeping Society"とも呼んでいたが，Meetingではすべて英語を使用するのがルールで，日本語を話すと罰金が科せられた。当時は外国映画の大のファンであったので，同じ映画を1回目は字幕を見ないで，2回目に初めて字幕を見るということを繰り返していた。大学を卒業してからは"Time Magazine"を読む機会があり，手に取ってみると面白い。定期購読をすると格安になるので定期的に自宅に郵送してもらうことにした。原則として辞書は使用せずに可能な限り早く読む。わからない単語はまず文章の流れから推察して，自分の単語に対する予想が的外れでないかを辞書で確かめる。好きな記事から読む。机に向かって身構えては読まずに，寝転がってリラックスして目を通す。電車の中などを利用して読む。気分的にゆとりがあればワインやブランデーを楽しみながら読む，といったことを習慣として現在まで続けている。

## まとめ

　初めて英語論文を書く時には多くの場合大変なエネルギーを使う。これで力が尽きてしまう先生方もおられるかもしれない。しかし，1回英語論文を書いてしまえばしめたもので，2回目からはだいぶ楽になるし，楽しくなることも多い。筆者は大学の教員生活が長かったので，英語論文を書いた経験のない医局員が最初に書く英語論文の面倒を見る機会が多かった。指導するコツは，気長に何回でも本人の書いた英語を校正することに尽きるのである。論文を投稿する前に4〜5回は目を通すことにしている。何回も書き直している間に，本人は無意識のうちに英語に慣れてきて身に付いているのではないかと筆者は信じている。筆者自身も，英語を酒の肴に

表11　筆者が英語で論文を書く時に留意している10項目

1. 英語論文の中で印象に残る文章をその場で書きとどめておく。
2. 国際学会の質疑応答で出てきた英語の言い回しをメモする。
3. 同じ言葉，文章の繰り返しを極力避けるようにする。
4. 文章の最初の数値はフルスペルで記述する。
5. 相関を述べる時は「significant」，「non-significant」を明確にする。
6. 自分の研究の独自性を「To the best of our knowledge,…」を用いて強調する。
7. 考察でアピールしたいことは断言せずに，「might」，「may」，「could」のような助動詞を用いる。
8. 結果の最後では「Put together,…」，「Together,…」として研究結果をまとめる。
9. 考察の最後では「In summary,…」，「In conclusion,…」として結論を明記する。
10. 日常生活のなかで英語に親しみ，かつ英語を楽しむ機会を作る努力を続ける。

しながら楽しんでいる。

　最後に，英語論文を書く時に筆者がいつも頭に置いていることを表11にまとめた。読者の先生方の参考になれば幸甚である。

【付記】これまで，筆者自身が研究結果を英語論文にしてきた過程で，参考書としていつも身近においているものを紹介したい。辞書，英語論文の書き方の本，統計の解説書の3種にわかれる。最初から最後まで熟読した書籍と，辞書代わりに利用しているものと両方が含まれている。気に入ったものは版が変わるたびに最新のものを求めている。筆者なりにそれぞれの本に思い入れはあるが，個々の書籍の解説はここでは割愛することとしたい。

## ●辞　書

1) Longman Dictionary of contemporary English 3rd Edition. Longman Group UK Ltd. 1995 Essex, England
2) Longman Language Activator. Longman Group UK Ltd. 1993 Essex, England
3) McArthur T. Longman Lexicon of contemporary English. Longman Group UK Ltd. 1981 Essex, England
4) Longman Dictionary of English idioms. Longman Group UK Ltd. 1979 Essex, England
5) Ayto J. The Longman register of new words. Longman Group UK　Ltd. 1989

Essex, England
6) Morehead PD. Roget's College Thesaurus, A Signet Book. New American Library 1985 Middlesex, England
7) Kipfer BA. Roget's-21st-century Thesaurus. The Philip Lief Group, Inc. 1993 New York
8) Thompson D. The Pocket Oxford dictionary, 8th Edition. Clarendom Press 1992 Oxford, Delhi, Bombay, Calcutta, Madras, Karachi, Kuala Lumpur, Singapore, Hong Kong, Tokyo, Nairobi, Dar es Salaam, Cape Town, Melbourne,:Auckland, Madrid
9) Steimnetz S and Braham CG. Radom House Webster's dictionary 1993. Radom House, Inc.

### ●英語論文の書き方

1) O'Connor M, Woodford FP. Writing scientific papers in English : An ELSE-Ciba Foundation guide for authors. Excerpta Medica ,1979, Amsterdam, Oxford, New York
2) Huth EJ. How to write and publish papers in the medical science. 2nd Edition Williams & Wilkins, 1990, Baltimore, Hong Kong, London, Sydney
3) Day RA. How to write and publish a scientific paper. iSi Press, 1979, Philadelphia, Pennsylvania
4) Trelease SF. How to write scientific and techinical papers. The MIT Press, 1979, Cambridge, Massachusetts, London
5) The University of Chicago Press. A Manual of style. 12th Edition, Revised, The University of Chicago Press, 1969, Chicago, London
6) CBE Style Manual Committee. CBE Style manual. 5th Edition, Revised and Expanded, 1983, Council of Biology Editors, Inc.
7) Gowers E. The complete plain words. Penguin Books 1987
8) Strunk WJr, White EB. The elements of style. 3rd Edition. Macmillan Publishing Co.,INC. 1979 New York
9) Briscoe MH. A researcher's guide to scientific and Medical illustrations. Spring-Verlag 1990 New York, Berlin, Heidelberg, London, Paris, Tokyo,

Hong Kong
10) 木下是雄. 理科系の作文技術. 中公新書. 中央公論社, 1981. 東京
11) 高橋弘. トップジャーナルにアクセプトされる医学論文. 執筆と投稿のキーポイント. メディカルレビュー社, 2003. 大阪

## ●統計学に関係する教科書, 解説書

1) Matthews DE, Farewell VT. Using and understanding medical statistics 2nd, revised edition Karger AG. 1988 Basel, Muenchen, Paris, London, New York, New Delhi, Singapore, Tokyo, Sydney
2) 中山健夫, 津金喜一郎. 臨床研究と疫学研究のための国際ルール集. ライフサイエンス出版. 2008. 東京.
3) 大橋靖雄. Dr. オーハシの医療統計よもやま. ライフサイエンス出版. 2008. 東京.
4) 森田茂穂 監訳・注. 医学統計データを読む. メディカル・サイエンス・インターナショナル. 1995. 東京.
5) 津崎晃一 監訳. 数字いらずの医科統計学. メディカル・サイエンス・インターナショナル. 2000. 東京.
6) 渡邊宗孝, 寺見春恵. ビギナーのために統計学. 共立出版. 1991. 東京.
7) 吉田勝美 監訳. 一目でわかる医科統計学. メディカル・サイエンス・インターナショナル. 2001. 東京.
8) 木原正博 監訳. 医学的研究のデザイン. メディカル・サイエンス・インターナショナル. 2001. 東京.
9) 木原正博, 木原雅子 訳. 国際誌にアクセプトされる医学論文. 研究の質を高める POWER の原則. メディカル・サイエンス・インターナショナル. 2000. 東京.
10) 森田茂穂 訳. 医学論文を読む. 臨床医に必要な統計学の基礎. メディカル・サイエンス・インターナショナル. 1992. 東京.
11) 野尻雅美, 本多正幸, 中野正孝 訳. 論文が読める！早わかり疫学. メディカル・サイエンス・インターナショナル. 2000 年　東京
12) 中野正孝, 本多正幸, 宮崎有紀子, 野尻雅美 訳. 論文が読める！早わかり統計学. メディカル・サイエンス・インターナショナル. 2005. 東京.
13) 開原成允, 浅井泰博 監訳. JAMA 医学文献の読み方. 中山書店. 2002. 東京.

14) Sackett DL, Straus SE, Richardson WS, Rosenberg W, Haynes RB. Evidence-based MEDICINE. EBMの実践と教育. エルゼビア・サイエンス. 2003. 東京.
15) 日本臨床薬理学会. 臨床薬理学用語集第2版. ライフサイエンス出版. 2009. 東京.

# 9 論文投稿および査読者に対する対応（海外雑誌を含む）

　臨床研究が無事終了し，論文として形が整うと，気分的に一息ついてしまう。実は，これからエネルギーを必要とする論文投稿という仕事が待っている。自分の論文の掲載を希望する雑誌の投稿規定を熟読して，その規定に合致した体裁に論文を仕上げなければならない。論文を投稿した後は，査読者のコメントへの返答と論文の書き改め（revise）もある。

　本稿では主として，海外の雑誌（refereed journal）に投稿することを前提として解説する。海外の雑誌に投稿するコツを習得すれば，国内の雑誌に投稿するのはさほど困難ではないからである。

## 論文を投稿する

### 1）投稿のタイミング

　わが国の学会では preliminary study，original study が数多く発表される。これは悪いことではないが，その後に論文が続かないのである。いかにインパクトのある臨床研究でもペーパーとして残らないとすぐに忘れられてしまう。一方で，学会発表することは自分の研究の手の内を明かすことに他ならないので，競争相手の研究者に先を越されてしまう恐れもある。著者が大学に籍を置いていたころは，論文投稿の目安がついた仕事のみ学会発表することを原則としていた。海外の研究者の多くは，国際学会ですでに論文となったものや，採択決定済みの研究内容だけを使って講演している。著者の場合は，学会抄録を提出すると同時に論文を投稿していたが，時には学会発表の質疑応答を参考にして論文の考察を brush up して投稿したこともあった。余談になるが，毎年 ASBMR に参加する時は次年の演題の構想はすでに決めており，他施設からの演題発表を参考にして，その後に自分たちの発表する内容の軌道を修正していた。

### 2）投稿する雑誌を決定する

　論文を投稿するジャーナルを決めるのは一見簡単なようであるが，実際には困難を感じる場合が多い。最適なジャーナルを選択するためには，各

ジャーナルの性格を見極め，常時どのような論文が掲載されているかを観察することが肝要である．ジャーナルを決める時は，入学試験の場合と同様，偏差値に相当する impact factor（IF）が高いジャーナルから挑戦していくのが原則といわれる．しかし，筆者は別な角度から投稿するジャーナルを選んでいる．いくら IF の高いジャーナルに自分の論文が掲載されても，その論文が研究仲間に読まれないと，その臨床研究の成果は知られないまま終わってしまう．「どのジャーナルに自分の論文が載れば，一人でも多くの読者に読んでもらえるか」という視点からジャーナルを選択することは大切である．骨粗鬆症関係の論文は，IF がより高い「J Clin Endocrinol Metab」よりは，「Bone」，「Osteoporosis Int」など，骨代謝に特化したジャーナルに掲載されたほうがより多くの読者に読んでもらえるからである（これから教授選に立候補してみようとの野望をひそかにおもちの先生方にはこれはあてはまらないかもしれないが……）．筆者は"何が何でも IF の高いジャーナルを"と考えるのは，あまり品の良いことではないと感じている．要点は，自分の仕事の成果を十分に評価してくれるジャーナル，自分と相性の合うジャーナルにいかに出会うかということである．出会いが重要なのはよき指導者やよき伴侶だけではない．

　3）投稿規定に目を通す

　以前は，投稿規定（guide for authors）はそれぞれの雑誌の各 volume の no.1 の巻頭もしくは末尾に掲載されていた．最近では，雑誌社はページ数節約のために，雑誌の中ではなくインターネット上のホームページに投稿規定を載せており，投稿するジャーナルを決めた場合にはその雑誌社のホームページにアクセスして投稿規定をダウンロードしなければならない．投稿規定に目を通す場合の要点は，投稿方法，cover letter の内容，利害関係（conflict of interest），倫理（ethics），書式（nomenclature），投稿論文の準備として corresponding author の決定，abstract の語数，論文全体の語数，short headline（title）の語数，キーワードの数，acknowledgements，引用文献の記載方法，図表の体裁などを確認することである（表 12）．英文校正（English editing）の業者を紹介している雑誌もある．

　4）Cover letter

　author 自身が論文査読を希望する referee，あるいは査読を外して欲し

## 9　論文投稿および査読者に対する対応（海外雑誌を含む）

表12　論文投稿時の留意点

1. 論文を投稿する雑誌を慎重に選択する。
2. 投稿方法を確認する。
3. cover letterを準備する（担当editorと査読者を指名する）。
4. conflict of interestがあれば明記するが，ない場合にはないことを記載する。
5. ethicsでは倫理委員会で承諾されていること，患者からは文書で同意を得ていることを明記する。
6. nomenclatureの表現法を確認する。
7. corresponding authorを決める。
8. abstractの語数と体裁，論文全体の語数，short headline（title）の語数，キーワードの数，acknowledgements，引用文献の記載方法，図表の体裁などを確認する。

い referee を列挙することが一般的になりつつある。さらに雑誌によっては，投稿論文を担当する editor あるいは associate editor を指名できることがある。もちろん投稿規定には担当 editor と査読者の最終決定権は editorial office にあることが必ず明記されている。査読者を推薦する場合には，所属施設，電話番号，メールアドレスを同時に提供しなければならない。cover letter には論文が他の雑誌に投稿中ではないことを誓約して，かつ他の author（s）が論文投稿に対して同意していることを明言する文章を加えて，これを論文に添付する。

### 5）Conflict of interest policy, Ethics と Nomenclature について

conflict of interest とは，author が個人的に特定の企業との関係（たとえばコンサルタント契約，講演依頼などを受けている）があれば記載し，論文の臨床研究に関して研究助成金を受けていれば明記するといったことである。ethics の面からは，臨床研究に関係する論文では試験参加者の人権が守られているのか，その研究が倫理委員会の承諾を得ているのか，参加した患者からは文書で同意を得ているのか等を，論文の中で明らかにする義務が課せられている。倫理委員会で承認された時の承認番号を記載している論文もある。nomenclature に関しては，the Subject Index of Chemical Abstracts に準拠するのが原則で，たとえば薬剤名は一般名（タミフルやプレマリンは商品名であり，論文では一般名を使用）で記載する，略語（abbreviation）は論文の中で最初に出てきたときに説明を加える（例：bone mineral density（BMD）など），さらに，DEXA ではなく DXA であり，T score, t-score, t score ではなく T-score と表現する，などの規則がある。

6）投稿論文の準備

　最初に，論文投稿後に editorial office と連絡のやり取りをする corresponding author を決める。corresponding author は first author であることが多いが，外国の雑誌に初めて投稿する場合には研究指導者がその役目を担当して，若い医師に論文投稿の実際と査読者とのやり取りの仕方を教えることも大切である。いずれの場合にせよ，corresponding author の氏名，住所，電話番号，ファクシミリ番号，メールアドレスを title page に明記する。

　"Abstract"は厳密に語数が規定されている。郵送で投稿する場合には少々語数がオーバーしても原稿が受理されることもあるが，最近のインターネット投稿では一つでも語数がオーバーすれば投稿のステップが自動的に停止してしまうシステムになっている。雑誌によっては"Abstract"とは別に，研究結果をひとつの文章で紹介することも要求される。"Abstract"は background, aim, materials and methods, results, conclusion などと，項目別に記述することが要求されることが多いので注意を要する。"Abstract"は，それ自体で読者がその論文の内容を理解できるものでなければならない。

　カラー印刷での図の掲載を希望する場合には，投稿費用（page charge）のほかにかなり高額の実費がかかるので慎重に検討する。

　論文を投稿する場合には，IF の高低よりも一人でも多くの読者に読んでもらえるジャーナルを選択し，投稿方法，cover letter の内容，利害関係（conflict of interest），倫理（ethics），書式（nomenclature）等を確認し，corresponding author を決定し，abstract の語数, 論文全体の語数, short headline (title) の語数，キーワードの数，acknowledgements，引用文献の記載方法，図表の体裁などを最終チェックする。

## 査読者への対応

1）Multi-disciplinary journal への投稿

　「Nature」，「Lancet」などのように，さまざまな分野から多数の投稿論文が集まる multi- disciplinary journal では peer review という制度がある。これは査読者に原稿を割り当てる前に査読の対象になる論文の選択をすることである。換言すれば"入学試験の一次審査"，悪く言えば"門前払い"の制度であり，多くの論文はこの段階で reject される。われわれが IF の非常に高いジャーナ

ルを「敷居が高い」とか「雲の上の雑誌」と呼ぶ所以である。研究者であれば，一生に一度くらいはこの種のジャーナルに自分の論文を載せてみたいと思うのは当然である。reject されてもその理由は記載されないので，その後改めて別の投稿雑誌を選択する際の参考にはならない。返答内容はいつも決まって「あなたの原稿はより専門的なジャーナルへ再投稿することをお勧めします。」ということになる。

2）専門性を有するジャーナルへの投稿

通常のジャーナルは分野別に分類されており，分野別に IF の高い順番でジャーナル名が掲載されている。株価は毎日変動するが，IF の数値は 1 年ごとに変わる。筆者が大学に籍を置いていたころは，同じ医局内や同じ研究グループ内で，それぞれ論文が accept されたジャーナルの IF を比較して競争しあったことが懐かしく思い出される。若い先生方は論文投稿に関して，自分の論文が reject されると指導者がアホだからといい，一方で accept されると自分がエライからだと言っているということを，ひそかに聞いたことがある。ずいぶんと勝手な言い分のようではあるが，筆者としては論文を書くからにはそのくらいの意気込みがあってもよいと思っている。

IF が高いジャーナルから順番に投稿するのが一般的であると述べたが，最初はさらに背伸びをして自分が憧れているジャーナルに原稿を送付するのも一つの手である。その雑誌の referee からの返事を参考にして論文を brush up する。特に，研究対象である症例の集め方，症例の割り振りにバイアスがないか，結果のまとめ方と統計的な検討方法，考察の進め方，結論を導くに至る思考過程，参考文献の選び方と数などに対して，査読者がどのようにコメントしているかを，細心の注意を払いつつ熟読する。たとえば，自分の論文に関係した重要な論文で，おそらく査読者自身のものであろう論文を参考文献として紹介し損なうと，「Significant Ignorance of the Author！」などと強烈なコメントが返ってくることもある。いずれにせよ，最初に投稿したジャーナルの査読者からのコメントは大変貴重である。

3）査読者の心境

査読者がコメントを書く時には，論文の評価，すなわち "accept"，"accept with minor revision"，"accept with extensive revision"，"reject" などの別は

すでに心の中で決めている。"accept"と"reject"の場合は別であるが，"accept with minor revision" あるいは "accept with extensive revision" の時は，査読者のコメントは二つに分類されると筆者は考えている。一方ではジャーナルのレベル維持のために，原稿受理時は論文の中で必ず言及して欲しい事項，すなわち査読者として書き改めるべき内容を明確に記述したコメントがある。他方では実現は難しく多分に願望的な意味合いを含んだコメントがあり，これはそれに対して著者がどのように回答するのかを興味深く待つという，査読者の多少気まぐれな的なコメントである。査読者が（無理を承知で）論文内容が向上する可能性に期待しているのである。査読者に対応する時には，前者に対しては腰を据えて慎重に返答しなければならないが，後者への回答では著者自身の研究に対する考え方，信念のようなものを吐露して，想像力を駆使して比較的自由に回答してもよいであろう。査読者は，建設的なコメントを加えることによって，査読者の立場から担当した論文の内容がより充実するのを切に願っている。同時に，心ある査読者は，論文著者によって査読者のレベルの高低が，常に評価されることも承知している。無知な査読者は時として著者により査読者としての素質を問われる場合もあるのである。

　逆に，論文内容をよく理解しない査読者からのコメントによって，莫大な手間と経費を要する無意味な追加実験を要求されることもある。そうした経験を紹介しよう。25年以上も前の話であるが，著者は当時西ドイツのMax-Planck生物学研究所に免疫遺伝学を学ぶために留学していた。著者は研究所での仕事の論文を「Journal of Immunology」に投稿した。ボスがcorresponding authorであり，この時に revised manuscript に同封したボスの友人でもある Editor-in-Chief への cover letter は次のようなものであった。「I do not understand how you can use reviewers of the caliber of our reviewer No.2. He (she) obviously has basic insufficiencies in his (her) knowledge of cellular immunology and I do not believe that it is the task of authors to educate persons of this kind」[18]。もちろん私が師事したボスは，当時日本の多田富雄先生と並ぶ世界的に著名な免疫学者であり，ボス自身もIFの高いジャーナルのEditor-in-Chiefをしていた。余談になるが，この時の私の研究テーマは，2009年に亡くなられた多田先生が提唱されたサプレッサーT細胞

のクローニングであり，ボスの Jan Klein と多田先生はこの分野でライバル同志であった。毎週行われるラボミーティングでは，毎回「What's new, Itsuo？」といわれていつも胸が痛くなった。研究成果が思わしくないと「Forget about it.」，「It's only consuming the money.」と，厳しい返事が返ってきたが首にはならなかった。なにしろ，欧米の文化の基本は物事にはっきりと白黒をつけることである。

4）投稿された論文はどのように評価されるのか

評価のレベルは，前述のように "accept", "accept with minor revision", "accept with extensive revision", "reject" などとなる。論文内容は composition, scientific accuracy, originality 等について，"good", "sufficient", "poor" などとランク付けされる。論文受理の際の publication の優先順位についても，査読者はコメントを求められる場合が多い。査読の結果は，Editor-in-Chief あるいは Associate Editor の名前の cover letter が，メールで editorial office から corresponding author 宛てに届く。同時に査読者のコメントも添付される。Editor-in-Chief と相性が合う機会に恵まれた時などには revision なしで "accept" となることがある。生来めんどうなことが苦手である著者にとっては大変ラッキーである。"accept" と "reject" は明確であるが，"accept with minor revision", "accept with extensive revision" のどちらであるのかは，返事の行間から読み取らねばならない。"accept with minor revision" は "accept" を前提とした書き改めであるので，返事を書く場合も楽な気分になる。問題なのは "accept with extensive revision" であり，書き改めの内容により，査読者がその論文を "accept" するか，あるいは "reject" するかを決めるのである。返事を書く方も生活がかかってくるので力が入る。このような場合，cover letter には「I am willing to reconsider the manuscript if the manuscript is extensively revised along the comments of the referees.」などと書いてあるが，敷居は高い。"reject" されても，論文担当者が論文のインパクトが高いと評価すると，書き改めが大がかりになりデータの追加も必要になるので，コメントとしては「I am willing to consider the manuscript as a new submission if the manuscript is extensively revised along the comments of the referees.」などとなる。15 年以上も前の話になるが，がん関係のジャーナルに筆者の同僚が投稿した論文にこのよう

な返事が返ってきた。同時進行していた他の論文もあったので，その原稿はファイルの中に埋もれたままになっていたところ，1年を経て editorial office から論文はその後どうなったかと丁重な手紙が来たのである。これは出せば通ると察して，すぐに書き改めた論文を再投稿したところ難なく受理されて，最終的には学位論文となり，めでたしめでたしであった[19]。このように Editor-in-Chief あるいは Associate Editor からの返事は注意深く読まねばならない。cover letter に添付される 2 名ないし 3 名の査読者からのコメントでは，かなり勝手なこと，実現不可能な言いがかり的なことが書かれているのに遭遇する。これにはあまり気にしなくてもよい内容のものもある。査読者には論文の採否を決める権限はないのである。査読者のコメントを参考に，論文担当の Editor-in-Chief あるいは Associate Editor が採否を決定して，編集会議などで最終決定がなされるのが一般的である。

5）査読者に対する返答の実際

　論文担当の Editor-in-Chief あるいは Associate Editor は，複数の査読者からのコメントを参考にして論文採否を決める。複数の査読者のコメントが相反する場合もあるので，必ずしも査読者全員のコメントを corresponding author に送付するわけではない。査読者一人だけのコメントが添付されている場合もある。査読者からのコメントはいくつかに分類できる。

①研究内容に否定的なコメントが中心で，建設的な意見がほとんど見当たらない。これは研究そのものの意義を評価しようとする積極的な態度ではなく，論文を reject するための言い訳のコメントである。時折，言いがかり的なコメントが届くが，こちらは弱い立場なので腹を立てたら負けである。"reject" が決まったという cover letter に添付されるコメントの典型的なものである。これを気にしていたら先に進まないので，気分転換をして次のジャーナルを捜すのが得策である。

②基本的には研究内容は原則として認めているが，多分に懐疑的であり，研究方法，対象の選択法，結果のまとめ方，統計学的手法，考察の進め方に関して，かなり細かい注文がつけられている。特に，研究目的と結論に対して疑問符が付されており，論文の軌道修正が要求されている。

③研究内容は大筋で認めているが，対象の選択法，統計的解析方法，考察の一部分の修正などを要求している。

④研究内容は全面的に認めているが，言語の言いまわし，考察の長さなどで修正を求めている．いわゆる minor revision である．

　大切なことは，書き改めを要求する cover letter の内容をよく吟味して，返事の内容が "accept with minor revision"，"accept with extensive revision" のいずれであるかを判断して，"accept" の可能性がどのくらいあるのかを推察することである．書き改めの時には多くの場合，論文は最終的には受理されるが，"reject" との返事が来ることもあるので油断してはいけない．書き改めの cover letter の最後には「書き改めても "accept" を保証しない」と書いてある場合が多い．

　査読者のコメントに従って研究対象（症例）の集め方，治療別の割り付け方を詳細に説明する，データの再解析を行う，考察の言いまわしを変更するといった修整は比較的容易に対応できる．最も重要で，かつ神経を使うのは査読者の要求に「No」と答えて，その理由を説明する場合である．原則は査読者のプライドを傷つけないように，返答の最初に査読者のコメントは至極当然で理解かつ同感できる旨を述べ，次に自分はこのような理由であえて査読者の要求することはこの論文では加える必要がないと考えていると断言する．20 年以上も前の話であるが，がん関係のジャーナルに，免疫賦活剤を癌組織局所あるいは全身に投与して，癌組織での免疫担当細胞の浸潤を観察した論文を投稿した．すると，一人の査読者から「免疫染色陽性の細胞数をヒト（研究者である著者）がカウントするのは客観性に欠けるので当時新しく開発された顕微鏡で自動的にカウントするシステムを使用しないといけない」というコメントが寄せられたのである．この機器は当時かなり高価であり，私の研究室は所有していなかった．そこで筆者は，「たしかに自動カウントのほうが観察者の主観が除かれて客観性が確保できるかもしれないが，現在このような機器を所有する病院検査室はごくまれであり，他の研究と同様にこの研究が広く実地臨床に役立つためには機器によらない manual counting は意味がある」と考え，次のような返答をした．「The "manual" counting does have potential weakness as compared to an exact quantitative method like Mop-Videoplan Analysing, as suggested by the reviewer.  However, a large number of authors who presented papers reviewed in the discussion section used "manual" counting of marked

表13 査読者への対応の要領（筆者が行っている具体例）

1. cover letterの内容を吟味して，書き改めの目的がaccept with minor revision, accept with extensive revisionかを判断して，acceptの可能性を十分に考慮して，慎重に回答する。
2. revised manuscriptの提出期限を確認して自分の手帳に記入しておく。
3. 査読者からのコメントに対する返答の難易度により，×，○，◎に分ける。×は文章あるいは図表の変更のみ，○は現在あるデータの再解析等が必要であるが比較的短時間でできる，◎は新しいデータの追加，現在のデータのみでは解決がかなり困難である。
4. ×のものは早急に書き改める。
5. ○のものはできることから早めに着手する。
6. ◎のものは十分に時間をかけて作戦を練り，査読者の意向になるべく沿った方向での対処法を決める。いったん内容が決定したら時間を十分に確保して実行に移る。
7. 査読者の求めに対して著者が「No」と判断にした場合は，要求を実施する必要性がないことを論理的かつ明確に答える。
8. 査読者からのコメントの内容を，論文受理の際の必須の書き改めであるのか，実現は困難であり，単なる願望的な意味合いを含んだものかを見極める。

---

cells. Therefore, it is not deemed appropriate to state the potential weakness of the "manual" counting in this exact paper」．もちろん，この論文は難なく受理された[20]。筆者が実際に査読者へ対応する場合の要領の具体例を表13にまとめた。

余談ではあるが，西ドイツに留学していた時は家族と一緒であったので，Max-Planck Haus という官舎に住んでいた。ホテル形式であったので，週に2回メイドが来て，リビング・トイレ・バスルームの掃除，バスタオルやシーツの交換をしてくれた。当時は子供が3歳，5歳と小さかったので，毎日のようにおねしょをした。メイドは子供におむつをするように私の女房に迫ったが，彼女は「子供の尊厳を尊重しているのでおむつはしない」ときっぱり断った。「ただし，シーツはこちらで洗います」とも付け加えた。その後，このメイドは何も言わなくなった。私の前任者の家族からは同じメイドに多くの注文をつけられて大変苦労したという話を聞かされていたが，理屈が通れば何も言わなくなるのである。

　<u>論文を書き改める時は，editorial office からの cover letter の内容を吟味して，投稿論文に対する方針が "accept with minor revision", "accept with extensive revision" であるかを判断して，"accept" の可能性を十分に考慮しつつ査読者へ慎重に回答する。査読者が求めてきたことに対して著者が</u>

「No」と判断した場合は，要求を実施する必要性がないことを論理的かつ明確に答える。査読の内容が「論文受理には書き改めが必須で，妥協を許さない強いコメント」なのか，「研究レベル向上のための願望的コメント」なのかを区別する。

### まとめ

　臨床医として目前にいる患者を診断，治療するのは当然であるが，自分の臨床研究を論文の形で後世に残すこともまた重要である。われわれが臨床医学の進歩に貢献する知見を共有することにより，多くの患者がその恩恵を蒙ることができる。自らの臨床経験から得られた情報を広く世界に向けて発信することは臨床家に課せられた義務でもある。国際的な学術雑誌へ論文を投稿する方法と，査読者に対応するノウハウを学ぶことは，これからの若手臨床医にとっては大切な課題である。

# 10 国内・国際共同研究への参加（A-TOP 研究会など）

　新薬の製造承認を得るためには，国内で開発された薬剤を除く国外ですでに市販されている骨粗鬆症薬は，わが国で新たな治験計画が組まれ治験が開始されていた。このためにわが国では一般の人々が新規の薬剤の恩恵を受けるまでの時間のロスが生じ，これがドラッグラグ（drug lag）として専門家の間で問題となっていた。現在では新薬の製造販売の承認を得るための治験は国外，国内同時進行（いわゆるブリッジング試験）であることが多い。そのため drug lag は少なくなりつつあるが，一方では治験で得られたデータがそのまま日常の臨床には適用できないということが問題視されている。すなわち，海外と同時開発であるので国内の症例数が少ないため（ラロキシフェンやテリパラチドのデータはほとんどが海外のデータである），人種差や生活習慣の違い，医療制度の違いなど，わが国でみる患者に普遍化することが難しい場合もある。たとえば，海外で行われた閉経後女性に対する女性ホルモンの二重盲検比較試験で重篤な副作用が起きたが，対象の BMI が日本の閉経後女性にはほとんど見られないほどの高値であったことから，欧米の女性ほど BMI が高値ではない日本の女性にも，同様にこのような有害事象が起こるのか，疑問を呈する意見もあった。このようなことはわが国だけの問題でなく，JBMR のような国際誌にも，治験での薬剤の効果が「専門家が限られた患者を選んで，特殊な環境で治療して得られた結果」であり，clinical practice にそのまま応用できない，との考えが明記されている[21]。そのようなことを解決するために，市販された直後の新しい薬剤を，一般の臨床医が多くの患者に処方してその効果を確認する，医師主導による臨床試験が多くの分野で行われるようになってきた。医師主導による臨床試験が以前にもまして重要視されていることには，こうした背景がある。

## A-TOP（Adequate Treatment of Osteoporosis 骨粗鬆症至適療法）研究会の臨床試験について

　ここでは，すでにわが国で市販されている骨粗鬆症治療薬剤を用いた医

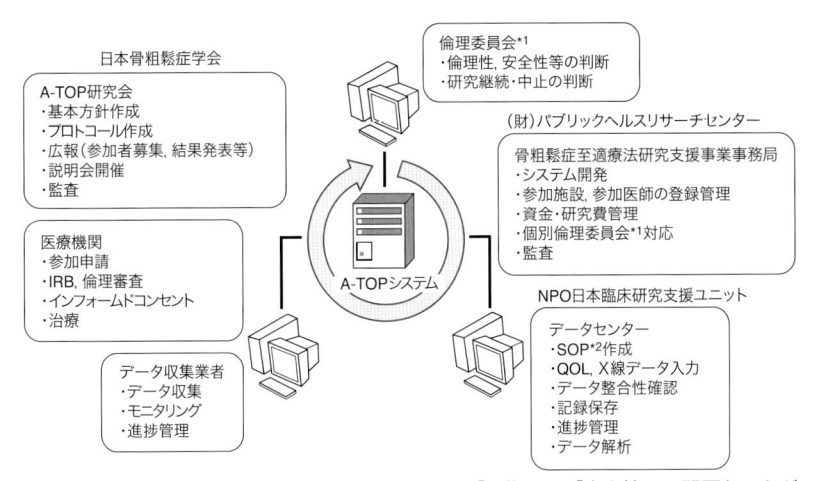

\*1倫理委員会：臨床試験の実施において参加者の「人権」と「安全性」に問題ないかどうかを審査するための組織。
\*2 SOP：標準作業手順書（Standard Operating Procedures）。特定の業務を均質に遂行するために，その業務の手順について詳細に記述した指示書。

図6　A-TOP研究会－医師主導型臨床研究組織の概要

師主導による臨床試験であるA-TOP研究（図6）を例にして共同研究への参加の仕方について解説する。A-TOP研究は多くの実地医家が参加し，多数の一般患者を対象にした臨床試験を行うことで真の意味でのEBMを構築していこうという趣旨のもとで開始されている。

　医師主導研究というと医師の臨床的な興味が優先して行われるのではないかとの危惧をもたれる先生方もいるかもしれない。医師主導研究といえども治験と同様に対象患者の倫理的な面については十分に注意されるべきである。このためにA-TOP研究会には倫理委員会が設置されている。構成メンバーは7人からなるが，医師は骨粗鬆症領域で多くの治験に専門家として参画された2人（放射線科，整形外科）のみで，他の5人は厚生労働省で薬事行政に携われた経験を有する方，第I相試験や臨床薬理の専門家，医療統計の専門家，一般市民の立場で医療問題に発言しているNPOの理事長および弁護士である。このような構成人事からみると，病院内におかれている倫理委員会に比べて，A-TOP研究会の倫理委員会のほうが対象となる患者の倫理面ではより厳密な審査が受けられるようになっているといえる。

表14　A-TOP研究に参加する場合の必要条件

・日常的に骨粗鬆症診療を行っている
・DXA法，MD法などで骨密度測定が可能である
　　※超音波法では参加できない
・胸椎・腰椎の椎体エックス線撮影が可能である
・インフォームドコンセントで患者さんの書面同意取得が可能である
・長期の観察が可能である

　以下に述べることはすでに治験や共通のプロトコールを用いた市販薬の臨床試験に参加した経験のある実地医家であれば，承知していることではあるが，ここでは初めて参加しようと考えている医師のために説明する。

## 臨床試験の施設としての登録，参加医師の決定と登録

　施設として登録するためには，その必要条件の内容を確認することが肝要である（表14）。A-TOP研究は骨粗鬆症治療薬の効果を評価する臨床試験であるので，骨密度測定機器，エックス線撮影装置を有することなどが必須となる。参加する医師は，胸部腰部椎体側面のエックス線像にて，椎体骨折の有無を評価すると同時に，既存非椎体骨折の既往と新規非椎体骨折をエックス線写真にて判定する。もちろん，最終的には骨折判定委員会で評価されて，データとして固定される。これから新たに登録してみたいと考えている先生方は，すでにA-TOP研究に参加している医療機関一覧を，A-TOP研究会のホームページ（http://www.a-top.jp）で参照できる。

## 臨床試験への参加の決定

　自分が登録を考えている臨床試験のプロトコールの中の患者選択基準・除外基準に目を通すことから始める。現在診療している患者の年齢，背景，疾患の程度，骨粗鬆症患者であれば骨密度，椎体骨折の有無とその数などを思い起こして，そのうちのどのくらいの症例が臨床試験のエントリー基準に合致するのかを考える。現在通院している患者の多くがエントリー基準に当てはまることがわかれば，施設の登録をした後の患者のエントリーは比較的容易である。そうでない場合には自分の診ている患者層が対象症例とほぼ一致するような臨床試験にめぐり合うまで待つほうが無難である。ここは，治験への患者登録とは異なるところであり，治験では製薬企業が

## 10 国内・国際共同研究への参加（A-TOP研究会など）

表15　JOINT-04の概要

| 研究期間 | 5年（2011年1月～2015年12月）　症例登録期間:3年（2011年1月～2013年12月），観察期間:2年 |
|---|---|
| 治療群 | ミノドロン酸群，ラロキシフェン群 |
| 目標症例登録数 | 3,500例／2群 |
| 適格基準 | ●年齢60歳以上の女性で，自立歩行ができ，アンケート調査等への回答が可能な「骨粗鬆症の予防と治療のガイドライン2006年版」における薬物治療開始基準に合致した患者<br>●次のA-TOP研究会の骨折リスク因子の内，いずれか一つ以上を有している患者<br>　・年齢70歳以上である．<br>　・T4～L4の既存椎体骨折数が1個以上である．<br>　・骨密度がYAM−3SD未満である　同意説明文書にて研究参加の同意を得ている患者 |
| 除外基準 | ●使用する治療薬の禁忌に該当する患者<br>●続発性骨粗鬆症および他の低骨量を呈する疾患を有する患者<br>●第4胸椎～第4腰椎に高度な変形がみられる患者<br>●心疾患，肝疾患，腎障害など重篤な合併症を有する患者<br>●問診によるデータの信頼性に問題がある患者<br>●現在，骨代謝に影響を及ぼす可能性のある悪性腫瘍に対する治療（抗女性ホルモン療法等）を受けている患者<br>●6カ月以内にビスフォスフォネート製剤が使用された患者<br>●1カ月以内にSERM製剤（ラロキシフェン，バゼドキシフェン）が使用された患者<br>●本研究以外の他の臨床研究（試験）に参加している患者<br>●その他担当医師が適当でないと判断した患者 |
| 主要評価項目 | 骨粗鬆症性骨折(椎体，大腿骨，橈骨及び上腕骨)，椎体骨折，主要骨粗鬆症性骨折（臨床椎体骨折，大腿骨，橈骨及び上腕骨） |
| 副次評価項目 | 骨密度，HSA，身長，骨関連マーカー，脂質，口腔内問診調査，転倒回数，転倒スコア，要介護度，運動機能，QOL，安全性 |

あらかじめ施設候補を挙げて各施設に参加の有無を問い合わせてくるのが一般的である．

**参加する場合の心構え**

　これまでに新薬の治験に参加した経験のある先生方であれば，治験での対象患者の選択，同意の取得，治療開始前の詳細な問診とその記載，来院時の問診と検査，有害事象のチェックなどを思い起こして頂ければA-TOP研究の参加に際しても違和感はないであろう．

　これまで治験に参加したことのない医師でも，製薬メーカーが行う新規に発売された薬剤発売後の使用後調査表の記載を依頼された経験はあるだろう．この調査表は多くの医師に記載してもらうために，その構成はかな

り簡素であるので，記入にはそれほど労力を要しない。これに比べるとA-TOP 研究に登録される患者の調査表はかなり煩雑である。A-TOP 研究の最新のプロトコールである JOINT-04（表 15）をインターネットで見ていただければ，研究の概要，目的，背景，患者の選択基準，治療計画を理解できる。JOINT-04 に参加すると仮定した場合，診療時に患者からどのような情報を得ればよいのかを知るためには評価項目・スケジュールを見ればよい。

### JOINT-04 の目的

　JOINT-04 の目的は，それまでの A-TOP 研究とは趣を異にし，わが国で開発されたミノドロン酸と SERM のひとつであるラロキシフェンを，head-to-head で比較することである。ミノドロン酸とラロキシフェンについて不足しているエビデンスを得ることと同時に，日常臨床でのミノドロン酸とラロキシフェンの使い分けに参考となる成績の獲得を目指している。このように，JOINT-04 の内容は斬新なもので，わが国でのみ実施することのできる貴重な臨床研究で，わが国での骨粗鬆症薬物治療の EBM を考えると重要な仕事であり，したがって JOINT-04 に参加することの意義は大きいといえる。このような臨床研究に先生方の施設を登録して，患者を実際にエントリーさせることは本書のタイトルでもある「若手臨床医のための実践骨粗鬆症臨床研究の仕方とまとめ方」が企画された意図とも一致する。

### 患者を選択するにあたって

　対象患者を選択するあたり，選択基準に合致し同時に除外基準に当てはまらないことを確認する。選択基準はいくつかの要件が箇条書きになっている。選択基準を把握する場合には，それぞれの項目が「and」であるのか，「or」であるのか，すなわちすべての項目を満たさねばならないのか，一部を満たせばよいのかを明確にすることである。

　JOINT-04 を例にあげると，年齢 60 歳以上の女性で，自立歩行ができ，アンケート調査等への回答が可能な「骨粗鬆症の予防と治療ガイドライン 2006 年版」における"薬物治療開始基準"に合致した患者の，すべての項目を満たすことが必要であると同時に，次の A-TOP 研究会の骨折リスク因子のうち，いずれか一つ以上を有している患者，すなわち「年齢 70 歳以上

である」,「T4-L4 の既存椎体骨折数が 1 個以上である」,「骨密度が YAM －3SD 未満である」のうち,一つ以上の条件があればよいことになる.一方,除外基準のほうは話が簡単で,一つでも該当すればエントリーはできないのである.

　診療の忙しい合間にプロトコールに目を通さざるを得ない先生方は,またまた余分な仕事が増えそうだ,と感じられるかもしれないが,ここは少々深呼吸でもして,じっくりと読んでいただければ,と希望する次第である.常に多くの患者を診療している先生方の A-TOP 研究への参加なくしては,日本人における真の意味での骨粗鬆症治療薬の EBM を構築することは不可能であるといえる.

### 問診の重要性

　既往歴,家族歴などの患者背景について詳細に問診をすることは臨床試験を開始する場合には不可欠である.臨床試験にエントリーした患者の治療を開始した後で既往歴を詳細に聞いたところ,実はその患者が除外基準に当てはまることに気がつくことがある.医師が「これまでどのような病気に罹ったことがありますか？」「ご両親,ご兄弟は何か病気をおもちですか？」などと質問しても,肝心なことが抜けていたということをよく経験する.多忙な医師が限られた時間内で多くのことを聞き出すのは現実的ではないのだ.JOINT-04 の評価項目にあるような事柄をもれなくチェックするために,医師以外のコメデイカル,たとえば看護師などをあてるのも一つの方法である.現在,筆者が働いている病院では,医師の問診とは別に看護師が手術前の患者の詳細な問診を取っている.看護師の問診の後で既往歴などが新たに判明するのをよく聞くが,患者自身に尋ねると「これは先生にはいう必要はないと思っていた」という答えが帰ってくることがある.

### 対象患者の通院のチェック

　薬物服用が中心となる臨床試験では,患者の来院状況,すなわち脱落率と服薬率,いわゆる Adherence（Compliance, Persistence）がどのくらいのレベルに保持されているかが重要である.いくら治療成績が良好でも,

脱落率が高く，服薬率が低値であれば，その成績の臨床的意義は落ちてしまう．臨床試験が始まる前から患者の来院状況を確認する方法を具体的に講じておくことが望ましい．

　診察予定の患者が来院しない場合には，いつの時点（来院予定の日から何日経たか）で，誰が（医師，看護師，クラークなど），どのように患者と連絡を取るのかをあらかじめ決めておく．筆者のこれまでの臨床試験の経験を参考にすると，主治医である医師自身が電話などをすると，相手である患者は身構えてしまい，来院を促すという目的を達するのが困難になってしまうことがある．相手は女性であるので当然であるかもしれない．電話に御主人がでようものならば，さらに話は複雑になる．患者と同年代の女性の看護師，クラークなどが電話して，「お元気ですか？その後病院にお見えになりませんがいかがでしょうか？」などと，話のきっかけを作ることが大切である．話を始める前に相手の個人情報は守られることを必ず約束する．電話を受けた患者によっては病院の看護師が自分のことを気にかけていてくれたという印象をもつことで，より病院に親近感を抱いてくれるようになり，その後は定期的に（プロトコール通りに）来院するようになる場合もある．なお，電話をするときには主治医が近くにいて必要ならば患者からの質問，疑問に回答できるようにすることが理想的である．

### 同意の取得など

　本書の「3　臨床研究（治験）審査委員会とインフォームド・コンセントについて」の「インフォームド・コンセントとは」の項を参照していただければ幸いである．

### まとめ

　A-TOP研究会などの共同研究へ参加することは，通常の臨床以外の余分な時間と手間がかかる．ここで躊躇してしまうと先には進まないが，共同研究に参加することで初めて得られるものがあることも事実である．臨床試験のプロトコールを熟読することで，試験全体の構成，患者の選択，特に除外基準の重要性，データの取得方法，データのまとめ方，統計的な解析の方法などを参加する医師として学ぶことができる．同時にその試験に

関係する薬剤についての新しい医学的な情報が，共同研究を推進している組織から提供されることもある．共同研究に参加することで，知らずして臨床医としての見識が向上し，臨床レベルもアップすることになり，最終的には日常診療を受けている患者がその恩恵にあずかることになるであろう．

　最後に，本書をお読みいただき，共同臨床研究に参加してみようかと重い腰を上げる先生がおいでになれば，筆者にとってはこのうえない幸せである．

# あとがき

　本書を雑誌に連載していたときのことであった。3年がかりで原稿を書いているといろいろなことが起こる。今回は最後のエピソードとして，執筆中に筆者自身に起こったことを紹介したい。

　実は雑誌連載は，書き始めの最初の3ヵ月間で，まるで物の怪に取りつかれたように全10回シリーズ中，一挙に7回分の原稿を脱稿したのである。筆不精の筆者にとってはそれまでに経験したことのない異例中の異例のスピードであった。ところが，その年（2009年）の12月の最後の月曜日の朝（教科書に記載されているとおりである），病院に着いて診療を始めるべく外来に向かったのであるが，突然未だかつて感じたことのない悪寒戦慄に襲われた。同時に冷や汗が止まらなくなる。院長の指示で心電図を看護師につけてもらった。「先生，MI（心筋梗塞）です」。自前（自分の病院）の救急車に院長が同乗して，近くの大学病院の救命救急センターに搬送となった。いつもは自分の病院の患者を搬送している先のセンターで，この時は白衣姿の自分が患者としてベッド上に横たわることになった。「レペタンはどうですか」と聞かれ「だめなようです」と答えると，モルヒネ注となり疼痛が軽減し，モルヒネの威力を初めて体験した。PCIで血栓が2つ取り除かれてステントが留置された。一命を取り留めてICUに2泊，2週間専門病棟に入院した後，まじめに心臓リハビリに励んだ。

　わが女房いわく「原稿が残っていたのであなたは助かったのよ。全部書き上げていたら今ごろあなたはいなかった」。残りの原稿を療養中に仕上げようと思っていたら，「原稿を書くのは最後まで延ばしてください。どうしても書きたかったら頭でもかいてください。」との返事である。そこで，連載の第8回と第9回の原稿はこの病気の療養中にPCに向かい，私の背中を時折覗き込む女房の目を盗んで書き上げたのだが，最終回の原稿ばかりは，わが女房のいうことを

素直に受け入れ，頭をかきながら書き続けた。加齢現象で頭髪が減りつつある筆者にとっては辛い経験であった。この間，ICU 入室時に娘と一緒に来た女房が私の娘（姉娘）と間違われたり，これは後になってわかったことだが，救急車に同乗してくれた院長が「お父さんが大変ですね」と知り合いの救命救急センター長に言われたそうである。私と院長との年齢差はせいぜい一回りくらいなので，話を聞いてつくづく年は取りたくないと感じた。

　いずれにせよ，無事に自分がこうして原稿を書いていられることを，本書を読んでくださった読者の先生方に心から感謝する次第である。

# 参考文献

1) 日本婦人科腫瘍学会編. 子宮体がん治療ガイドライン2009年版. 東京: 金原出版株式会社; 2009.
2) Orimo H, Nakamura T, Fukunaga M, et al. Effects of alendronate plus alfacalcidol in osteoporosis patients with a high risk of fracture: the Japanese Osteoporosis Intervention Trial (JOINT)-02. Curr Med Res Opin 2011; 27: 1273-84.
3) Gorai I, Chaki O, Taguchi Y, et al. Early postmenopausal bone loss is prevented by estrogen and partially by 1alpha-OH-vitamin $D_3$: Therapeutic effects of estrogen and/or 1alpha-OH-vitamin $D_3$. Calcif Tissue Int 1999;65: 16-22.
4) The Standards of Reporting Trials Group. A proposal for structured reporting of randomized controlled trials. JAMA 1994;272:1926-31.
5) 中野重行. プラセボ反応. 日本臨床薬理学会編. 臨床薬理学. 東京：医学書院；2003. p.98.
6) 折茂肇, 杉岡洋一, 福永仁夫ほか. 原発性骨粗鬆症の診断基準 (1996年度改訂版). 日骨代謝誌 1997;14:219-33.
7) 折茂肇, 林泰史, 福永仁夫ほか 原発性骨粗鬆症の診断基準 (2000年度改訂版). 日骨代謝誌 2001;18:76-82.
8) Begg C, Cho M, Eastwood S, et al. Improving the quality of reporting of randomized controlled trials. The CONSORT statement. JAMA 1996; 276: 637-939.
9) 田中躍, 五來逸雄. 更年期症状を主訴として来院し，他科（内科）疾患が診断される場合（糖尿病，肝機能障害）．麻生武志編. 更年期医療のコツと落とし穴. 東京: 中山書店; p.218-9. 2005.
10) 田中郁子, 早川克彦, 大島久二. 骨粗鬆症継続治療の現状（コンプライアンス・アドヒアランスの現状）．骨粗鬆症治療 2009;8:98-103.
11) Farmer KC. Methods for measuring and monitoring medication regimen adherence in clinical trials and clinical practice. Clin Ther 1999;21:1074-90.
12) Taguchi Y, Gorai I, Zhang MG, et al. Differences in bone resorption after menopause in Japanese women with normal or low bone mineral density: Quantitation of urinary cross-linked N-telopeptides. Calcif Tissue Int 1998;

62:395-9.

13) Gorai I, Inada M, Morinaga H, et al. CYP17 and COMT gene polymorphisms can influence bone directly, or indirectly through their effects on endogenous sex steroids, in postmenopausal Japanese women. Bone 2007;40:28-36.

14) Cummings SR, Palermo L, Browner W, et al. Monitoring osteoporosis therapy with bone densitometry. JAMA 2000;283:1318-21.

15) Gorai I, Chaki O, Taguchi Y, et al. Early postmenopausal bone loss is prevented by estrogen and partially by 1-alpha-OH-vitamin D3: Therapeutic effects of estrogen and/or 1-alpha-OH-vitamin D3. Calcif Tissue Int 1999;65: 16-22.

16) Gorai I, Inada M, Morinaga H, Uchiyama Y, Yamauchi H, Hirahara H, Chaki O. CYP17 and COMT gene polymorphisms can influence bone directly, or indirectly through their effects on endogenous sex steroids, in postmenopausal Japanese women. Bone 2007;40: 28-36.

17) Gorai I, Tanaka Y, Hattori S, Iwaoki Y. Assessment of adherence to treatment of postmenopausal osteoporosis with raloxifene and/or alfacalcidol in postmenopausal Japanese women. J Bone Miner Metab 2010;28: 176-84.

18) Gorai I, Aihara, M., Bixler, Jr, G.S., Atassi, M.Z., Walden, P., Klein, J. T cell response to myoglobin: a comparison of T cell clones in high-responder and low-responder mice. Eur J Immunol 1988;18: 1329-35.

19) Yanagibashi T, Gorai I, T., Nakazawa, T., Miyagi, E., Hirahara, F., Minaguchi, H. Complexity of expression of the intermediate filaments of six new human ovarian carcinoma cell lines: new expression of cytokeratin 20. Brit J cancer 1997;76: 829-35.

20) Gorai I, Yanagibashi, T, Minaguchi, H. Immunological modulation of lymphocyte subpopulation in cervical cancer tissue by sizofiran and OK-432. Gynecol Oncol 1992;44: 137-46.

21) Watts NB, Lewiecki EM, Bonnick SL et al. Clinical value of monitoring BMD in patients treated with bisphosphonates for osteoporosis. J Bone Miner Res 2009; 24; 1643-46.

# 索引

**欧文**

A-TOP（Adequate Treatment of Osteoporosis研究会）　11,86
Abstract　56,59
accept　79
accept with minor revision　79,80,81,83
accept with extensive revision　79,80,81,83
active placebo　19
adherence　43,91
adverse event　33
associate editor　77
blocking　30
case control study　28
compliance　43
conflict of interest　77
confounded　50
confounding factors　50
CONSORT statement形式　35
corresponding author　78
cover letter　76
CRO（contract research organization）　37
crossover　31
crossover design　30
cross sectional study　28
Discussion　58,59,68
double blinded　34
drug lag　86
EBM（Evidence-Based Medicine）　7
editor　77
ethics　76
guide for authors　76
IF（impact factor）　9,76
Intention-to-treat analysis　52
Introduction　57,65
IRB（Institutional Review Board）　21
Limitation　59
Materials（Subjects）and Methods　56,66
mega study　9
minor revision　83
MPR（medical possession ratio）　43
multi-disciplinary journal　78
nomenclature　76
one-tailed hypothesis　36

peer review　78
persistence　43
pill count　44
placebo　18
placebo controlled double blind method　9
primary endpoint　28,33
prospective study　28
$p$ value　46
randomization　15
referee　76
regression to the mean　53
reject　79
Results　57,67
retrospective study　28
revise　75
run-in design　29
secondary endpoint　28,33
single blinded　34
SMO（site management organization）　37
Strength　59
surrogate endpoint　33
tailor-made medicine　33
tertiary endpoint　28,33
true endpoint　33
two-tailed hypothesis　36
washout　31,40

**ア行**

アドヒアランス　43
医師主導型臨床研究　11,37
一次エンドポイント　28
一重盲検化　34
インフォームド・コンセント　24
インフォームド・チョイス　24
後ろ向き研究　28
横断研究　28

**カ行**

書き改め　75
片側・差あり仮説　36
環境的因子　14
観察的研究　28
偽陰性Type II error（$\beta$ error）　34

帰無仮説　46
偽陽性Type I error（α error）　34
共同臨床研究　11
クリニカルクエスチョン方式　10
グレード　10
クロスオーバーデザイン　30
ケースコントロール研究　28
研究仮説　45
研究計画書　21
研究倫理審査申請書　22,100,101
交差研究　30
後方視的研究　28
交絡変数（因子）　49
交絡している　50
個人情報　25
骨粗鬆症至適療法研究会　11
コホート研究　28

**サ行**
三次エンドポイント　28
試走期間付きデザイン　29
質評価基準　10
実験的研究　28,29
実験報告に関する統合基準案　35
実施計画書　28
実薬の入ったプラセボ　19
従属変数　49
縦断研究　28
受託臨床試験実施機関　37
身体的因子　14
真のエンドポイント　33
推奨の基準　10
精神的因子　14
前方視的研究　28

**タ行**
第1種の過誤　34,47
大規模臨床試験　9
第2種の過誤　34,47
代用エンドポイント　33
脱落症例　52
治験施設支援機関　37
統計的有意差検定　45
統計的有意水準　46
投稿規定　76
独立変数　49
ドラッグラグ　86

**ナ行**
二次エンドポイント　28
二重盲検法　9

**ハ行**
バイアス　14
$p$値　46
二つの過誤　34
ブラインド化　34
ブリッジング試験　86
プロトコール　21
ブロッキング　30
平均値への回帰　53
変動　30
包括解析　52
母集団群　47

**マ行**
前向き研究　28
メガ研究　9
盲検化　34

**ヤ行**
有害事象　33

**ラ行**
ランダマイズ　31
ランダム化　15
ランダム化比較試験　31
両側・差あり仮説　36
臨床研究計画書　22,102〜110
臨床研究（治験）審査委員会　21
臨床試験開始時の説明・同意書　24,112〜115
レベル　10
論文タイトルの決め方　55

資料1-1　研究倫理審査申請書の一例

(別紙様式１)

国際医療福祉大学
研究倫理審査委員会
研究倫理審査申請書

平成16年6月15日

研究倫理審査委員会委員長　殿

所　属　附属熱海病院　産婦人科
職　名　教授
研究実施申請者名　五来　逸雄　　印

※受付番号

Ⅰ　研究課題名　アルファカルシドール、ラロキシフェンそれぞれの単独投与及びそれら併用投与の安全性及び骨代謝マーカーに対する影響を比較検討する−無作為化オープン試験−

Ⅱ　研究実施・責任者(申請者)　五来　逸雄

Ⅲ　研究実施・分担者　附属熱海病院　産婦人科　田中　躍
　　　　　　　　　　　ＪＡ吉田総合病院婦人科　副院長　岩沖　靖久

Ⅳ　研究の概要　ラロキシフェンは閉経後骨粗鬆症の適応で本邦において本年5月に新しく承認された骨吸収抑制剤である。ラロキシフェンは選択的エストロゲン受容体調節薬(SERM)と呼ばれる新しいカテゴリーの骨粗鬆症治療薬として欧米においてすでに広く用いられている。ラロキシフェンの有効性と安全性はビタミンＤとカルシウムの補充下で海外大規模臨床試験（MORE試験）と国内ブリッジング試験（301J試験）で確立されている。本邦においては、閉経後骨粗鬆症患者ではほとんどの症例で慢性的にカルシウム、ビタミンＤが不足しているとの報告がある。現在、骨粗鬆症治療剤として最も処方されている治療薬の一つとして活性型ビタミンＤ製剤がある。それら製剤は単独及び他の骨粗鬆症治療剤と併用投与が広く行われている。本研究の申請者はすでに閉経後5年以内の骨量減少・骨粗鬆症の症例を対象にエストロゲン製剤と活性型ビタミンＤ製剤それぞれの単独療法と両者の併用療法の骨密度、骨代謝マーカーに対する効果を無作為抽出オープン試験にて、併用療法がエストロゲン単独療法よりもより効果を有する事を発表している。(Gorai, I et al. Early postmenopausal bone loss is prevented by estrogen and partially by 1-alpha-OH-vitamin D3: Therapeutic effects of estrogen and/or 1-alpha-OH-vitamin D3. Calcif Tissue Int 65: 16-22, 1999.) 一方、前述したごとくビタミンＤとカルシウム及びラロキシフェンの併用データはあるが、これら製剤との併用に関する報告はない。今後、本邦において最も多く処方されている活性型ビタミンＤ製剤であるアルファカルシドールとラロキシフェンを併用することが増えることが予想される。ラロキシフェン、アルファカルシドールそれぞれの単独投与及びそれらの併用における安全性（主に、血清中及び尿中カルシウムレベルを指標）及び骨代謝マーカーに対する影響を無作為化オープン試験によって比較検討する。

本試験は、「臨床研究に関する倫理指針」（平成15年7月30日医政発第0730009号）に従って実施される。

資料

**資料1-2　研究倫理審査申請書の一例**

| |
|---|
| Ⅴ　研究の対象および実施場所<br>　　対象：閉経後骨粗鬆症患者（45歳以上～80歳以下）<br>　　実施場所：国際医療福祉大学附属熱海病院　産婦人科<br>　　　　　　　ＪＡ吉田総合病院　婦人科 |

注意事項　　1　審査対象となる研究計画書を添付して下さい。
　　　　　　2　※印は記入しないこと。

| |
|---|
| Ⅵ　研究実施における倫理的配慮について<br>　1　研究の対象となる個人の人権擁護<br>　　本臨床研究への参加に先立ち、担当医師は本研究の背景、目的、試験方法、投与薬剤の効果、アドバースイベント（副作用）について詳細に説明を行い同意を取得する。本試験に参加して登録される患者の氏名等の個人情報は当該医療機関以外には知らせない。ＪＡ吉田総合病院婦人科から当院への情報の伝達は郵送あるいは直接の手渡しのいずれかとする。 |

| |
|---|
| 　2　研究の対象となる者に理解を求め、同意を得る方法<br>　　本研究への参加登録に先立ち、担当医は当大学の倫理委員会で承認が得られた説明文章を患者本人に手渡し、研究内容の詳細を口頭にて説明する。患者本人が研究内容を十分に理解した事を確認した後で、担当医師および患者本人はあらかじめ用意した同意書に氏名・日付を自署する。 |

| |
|---|
| 　3　研究によって生ずる個人への利益および不利益ならびに危険性<br>　　本研究に参加することにより、特に偏った薬物療法が行われたりする事はなく、現在の日本で行われている標準的な治療法の範囲内の治療を受ける事になること、本研究への参加を希望しなくても今後の治療には全く影響がない事、本研究に参加した後でもいつでも同意を撤回できる事を患者本人に渡す同意書に明記する。 |

| |
|---|
| Ⅶ　研究の科学的意義<br>　　日本人の閉経後女性に見られる骨粗鬆症では慢性的にカルシウム欠乏、ビタミンD欠乏状態にあると考えられている。骨粗鬆症治療薬剤の真の効果はカルシウム、ビタミンDが充足されて始めて発揮されるといわれる。今回新たに市販されたラロキシフェンは選択的エストロゲン受容体調節薬（SERM）と呼ばれる新しいカテゴリーの骨粗鬆症治療薬であり、本邦閉経後骨粗鬆症患者でこの薬剤の単剤の効果、ビタミンDと併用をしてビタミンDが充足された場合の効果については未知である。本研究はこのエビデンスを構築するために企画された。 |

| |
|---|
| Ⅷ　その他<br>　　特になし |

# 臨床研究計画書

**研究課題**
アルファカルシドール、ラロキシフェンそれぞれの単独投与及びそれら併用投与の安全性及び骨代謝マーカーに対する影響を比較検討する
−無作為化オープン試験−

**主研究者**
国際医療福祉大学付属熱海病院産婦人科
教授　五來逸雄

**共同研究者**
ＪＡ吉田総合病院婦人科
副院長　岩沖靖久

研究期間：　平成16年7月～平成17年3月

資料2-2　臨床研究計画書の一例（1）

## 1. 試験背景

　ラロキシフェンは閉経後骨粗鬆症の適応で本邦において本年5月に新しく承認された骨吸収抑制剤である。ラロキシフェンは選択的エストロゲン受容体調節薬（SERM）と呼ばれる新しいカテゴリーの骨粗鬆症治療薬として欧米においてすでに広く用いられている。

　ラロキシフェンの有効性と安全性はビタミンDとカルシウムの補充下で海外大規模臨床試験（MORE試験）と国内ブリッジング試験（301J試験）で確立されている。

　本邦において、現在、骨粗鬆症治療剤として最も処方されている治療薬の一つとして活性型ビタミンD製剤がある。それら製剤は単独及び他の骨粗鬆症治療剤と併用投与が広く行われている。一方、前述したごとくビタミンDとカルシウム及びラロキシフェンの併用データはあるが、これら製剤との併用に関する報告はない。今後、本邦において最も多く処方されている活性型ビタミンD製剤であるアルファカルシドールとラロキシフェンを併用することが増えることが予想される。

## 2. 試験目的

　ラロキシフェン、アルファカルシドールそれぞれの単独投与及びそれらの併用における安全性（主に、血清中及び尿中カルシウムレベルを指標）及び骨代謝マーカーに対する影響を無作為化オープン試験によって比較検討する。

　本試験は、「臨床研究に関する倫理指針」（平成15年7月30日医政発第0730009号）に従って実施される。

## 3. 試験方法

### 3.1 試験デザイン

　多施設無作為割付オープン3群間比較試験

　（ラロキシフェン投与群、アルファカルシドール投与群及びラロキシフェン＋アルファカルシドール併用投与群の3群とする。）

### 3.2 対象患者

#### 3.2.1 選択基準

　下記の条件をすべて満たす骨粗鬆症患者を対象とする。入院・外来の別は問わない。

(1) 45歳以上80歳以下の患者

(2) 自然閉経後又は両側卵巣摘出後、2年以上経過している患者（同意説明文書にサインした時点から）。ただし閉経前に子宮摘出術を受け閉経時期が不明の場合、血清中E2濃度が<20 pg/mL or <73 pmol/Lかつ卵胞刺激ホルモン濃度（FSH）が>30 mIU/mLである患者。

(3) WHOガイドライン（1998年）の骨粗鬆症診断基準で腰椎骨塩量が若年成人平均値（YAM）の-2.0SD以下の患者。

骨粗鬆症と診断される腰椎（$L_{2-4}$）骨塩量の基準値

| DXA機種 | QDR (Hologic) | XR | |
|---|---|---|---|
| BMD(g / cm$^2$) | 0.71 | 0.70 | YAM－2.5 S D |
| BMD(g / cm$^2$) | 0.77 | 0.77 | YAM－2.0 S D |

## 資料2-3　臨床研究計画書の一例（1）

(4) 歩行可能な外来患者。

(5) 同意書に署名している患者。

### 3.2.2 除外基準

下記の基準のいずれかに該当する患者は本試験の対象としない。

(1) 原発性骨粗鬆症と鑑別すべき以下の疾患に該当する患者。

　1) 続発性骨粗鬆症

　　i ) 内分泌性：甲状腺機能亢進症、性腺機能低下症、クッシング症候群

　　ii ) 栄養性：壊血病、その他（蛋白欠乏、高ビタミンA症、高ビタミンD症）

　　iii) 薬物性：コルチコステロイド、メソトレキセート、ヘパリン

　　iv ) 不動性：全身性（臥床安静、四肢麻痺）、局所性（骨折後、等）

　　v ) 先天性：骨形成不全症、Marfan症候群、等

　　vi ) その他：慢性関節リウマチ、骨パジェット病等

　2) 他の低骨量を呈する疾患

　　i ) 　各種の骨軟化症

　　ii ) 　原発性・続発性副甲状腺機能亢進症

　　iii) 　悪性腫瘍の骨転移

　　iv ) 　多発性骨髄腫

　　v ) 　脊椎血管腫

　　vi ) 　脊椎カリエス

　　vii) 　化膿性脊椎炎

　　viii) その他

(2) 以下の疾患を有するもののうち、DXA法による骨量の評価に影響を及ぼすと考えられる患者。

　変形性脊椎症、重度の側弯症等。第Ⅱ～Ⅳ腰椎のいずれかに強度の変形（骨棘）・骨折又は骨硬化像を有する患者。強度の大動脈の石灰化を有する患者。

(3) 骨盤内放射線照射による治療の既往を有する患者。

(4) ビスフォスフォネート製剤の投与を試験開始日前1年6ヶ月以内に受けたことがある患者。ただし極短期間（2週間以内）のみビスフォスフォネートの投与を受けた患者は投与可とする。

(5) 試験開始前8週間以内に骨代謝に影響を及ぼす以下の薬剤の投与を受けた患者。

　活性型ビタミンD製剤、カルシトニン製剤、イプリフラボン製剤、蛋白同化ステロイドホルモン製剤、ビタミンK製剤

　ただし、性ホルモン製剤は投与を3ヶ月以内（注射剤は投与6ヶ月以内）に受けたことがある患者。

(6) 乳癌もしくは子宮内膜癌を有する、又はその既往を有する患者。

　抗不整脈薬、抗狭心症薬、強心薬による治療を必要とする重篤な心疾患（不安定狭心症、心筋梗塞の既往、心不全等）を有する患者。

(7) 静脈血栓塞栓症を有する又はその既往を有する患者。

(8) 悪性新生物や前癌病態を有する、もしくはその疑いがある患者。

(9) インスリン治療を行っている糖尿病患者。ただし、その他経口糖尿病薬によって血糖コントロール良好（$HbA_{1c}$6.5%以下）の患者は投与可とする。

## 資料2-4　臨床研究計画書の一例（1）

(10) 副腎皮質ホルモン（経口又は注射剤）の投与を受けている患者。ただし一過性（1週間程度）の症状改善のための副腎皮質ホルモン外用剤、吸引剤又は点鼻剤の投与を受けた患者は除く。

(11) 過去2年以内にアルコールや薬物の濫用があった患者。

(12) 抗凝血薬（ヘパリン、ワルファリン）による治療を受けている患者。

(13) ラロキシフェンに対して相互作用を示す薬物（コレチラミン、ワルファリン、アンピシリン）の治療を受けている患者。

(14) 重篤な肝障害（活動性ウイルス性肝炎、肝硬変、急性アルコール性肝炎等）並びに腎障害（クレアチニン2 mg/dL以上）を有する患者。

(15) 投与前の臨床検査結果において、本試験の実施に支障があると思われる患者。

(16) 同意取得前3ヶ月以内に試験薬の投与を受けたことがある患者。

(17) 試験期間中に手術が予定されている患者。

［設定根拠］

(1)～(2) エストロゲン低下に起因しない骨粗鬆症や二次的に骨量が減少する疾患及び正確な骨量の測定不能の患者を除くために設定した。

(3) 過去の放射線照射が腰椎の骨代謝に影響することから設定した。

(4)、(5) 骨粗鬆症の病態に影響を及ぼすことから治療薬の有効性、安全性評価に影響を及ぼす可能性が考えられるため設定した。

(6)～(10)、(13)～(18) 安全性の配慮から設定した。

(11)～(12) 治療薬の有効性・安全性評価に影響を与える可能性があるため設定した。

### 3.3 患者の治療又は評価の打ち切り

本治療薬投与後に下記のような事例が発生した場合には、治療薬の投与を中止する。

1) 同意の撤回（理由は問わない）

2) 重大な実施計画書違反

3) 有害事象により継続投与が困難な場合

　突発性感覚障害（例：視覚、聴覚障害）

　静脈血栓塞栓性症状（例えば、下肢に異常な痛み、又は腫脹を認める場合や呼吸、咳をしたときに明白な理由なく刺すような痛み、視力障害等を認める場合）を初めて認めた場合

　狭心症を疑われる胸痛又は胸が締め付けられる感じを認める場合

　黄疸が発現した場合

　肝炎が発現した場合

　てんかん発作の発現頻度が上昇した場合、等

4) 死亡

5) 追跡不能、追加情報なし

7) その他

　　安静が必要になる場合（例えば、事故、外科術の予定、骨折、等）

　　DXA法による骨量の評価に影響を及ぼす状態が認められた場合、等

患者が途中で来院しなくなった場合は、その後の経過について電話又は手紙等により確認する。

資料2-5　臨床研究計画書の一例（2）

### 3.4 治療方法
#### 3.4.1 治療薬剤
　　　　アルファカルシドール（アルファロール®）
　　　　塩酸ラロキシフェン（エビスタ®）

#### 3.4.2 投与方法
　各治療薬は1日1回、食前食後を問わず一定時に6ヶ月間経口投与する。アルファカルシドール群はアルファカルシドール1μg、ラロキシフェン群は塩酸ラロキシフェン60mg及びラロキシフェンの併用群はアルファカルシドール1μgと塩酸ラロキシフェン60mgを投与する。

#### 3.4.3 併用療法
　治療薬の有効性や安全性の評価に影響を及ぼす可能性のある下記薬剤は全試験期間を通じて使用を禁止する。
　合併症の治療のため試験前より当該患者に対して使用している薬剤（併用禁止薬以外）については、合併症が治癒した場合を除いて、原則として試験期間中その内容を変更しない。

併用禁止薬（例示）
(1) 性ステロイドホルモン剤
　　卵胞ホルモン剤（プレマリン®、エストリール®、エストラダーム®TTS、フェミエスト®等）
　　黄体ホルモン剤（プロベラ®等）
　　黄体・卵胞混合ホルモン剤（ドオルトン®、エデュレン®等）
　　男性・卵胞混合ホルモン剤（プリモジアン・デポー®、エスジン・デポー®等）
　　蛋白同化ステロイドホルモン製剤（ウィンストロール®、デュラボリン®、プリモボラン®等）
(2) 副腎皮質ホルモン剤（経口、注射剤）（エキセレート®、サクシゾン®、コートン®等）
(3) 骨粗鬆症治療薬　（性ステロイドホルモン以外）
　　活性型ビタミンD製剤あるいはその他のビタミンD製剤（ワンアルファ®、アルファロール®、ロカルトロール®等）
　　カルシトニン製剤（カルシタール®、サーモトニン®、エルシトニン®、カルシトラン®等）
　　カルシウム製剤（Ca量として500mgを超える）（アスパラカルシウム®等）
　　イプリフラボン製剤（オステン®等）
　　ビタミンK製剤（ケイツーカプセル®等）
　　ビスフォスフォネート製剤（ダイドロネル®等）

#### 3.4.4 治療薬の割付
　研究者は治療群の無作為割付表を作成する。6症例分を1組とする。治療薬は本登録順に各組1番から順に割り付けることとする。

#### 3.4.5 治療方法の遵守
　研究者は患者に以下の内容について十分な説明を行う。
(1) 治療薬を食前食後を問わず、毎日一定時に服薬するよう指導する。
(2) 余った治療薬は次回来院時に持参するよう指導すること。
(3) 次回来院予定日を告げること。

資料2-6　臨床研究計画書の一例（2）

## 4. 有効性及び安全性の評価変数項目

### 4.1 有効性及び安全性の測定項目及びフローチャート

#### 4.1.1 人口統計学的項目及び他の基準値となる因子

生年月日、身長、体重、同意取得年月日、最終月経日、卵巣摘出（有無、時期）、子宮全摘出（有無、時期）、喫煙の有無と程度、既往歴（有無、病名、治癒時期等）、合併症、前治療薬（有無、薬剤名、適応、用法・用量、投与経路、投与開始日・投与終了日）、併用薬（有無、薬剤名、適応、用法・用量、投与経路、投与開始日・投与終了日）、胸椎・腰椎X線所見、大腿骨頸部及び橈骨骨折の有無、腰椎($L_{2-4}$)骨密度について調査する。

#### 4.1.2 有効性の測定項目

1.2.1 骨代謝マーカー

調査時期：開始時、1ヶ月、3ヶ月、6ヶ月もしくは中止時

調査項目：1) 血清マーカー：intact-オステオカルシン(OC)、骨型ALP(BAP)

　採取後速やかに血清分離し、別途配布する容器に血清として冷凍保存する。

2) 尿中マーカー：Ⅰ型コラーゲン架橋N-テロペプチド（NTX）、Ⅰ型コラーゲン架橋C-テロペプチド（CTX）

　原則として早朝第2尿を採取する。もしくは、できるだけ決められた時間に採取することとする。

　測定はBMLにて実施することとし、研究者は検体採取後、速やかにBMLに提出する。

#### 4.1.3 安全性の測定項目

4.1.3.1 有害事象の確認

研究者は治療薬投与期間中に有害事象が認められた場合、その内容（症状名、発現日、消失日、重症度、関連性、等）を診療録（カルテ）に記録し治療薬製造会社に自発報告する。

有害事象とは、当該治療薬が投与された患者に生じたあらゆる好ましくない医療上のできごとをいう。必ずしも当該治療薬の投与と因果関係が明らかなもののみを示すものではない。つまり有害事象とは、治療薬が投与された際に起こる、あらゆる好ましくない、あるいは意図しない徴候（臨床検査値の異常を含む）、症状、又は病気のことであり、当該治療薬との関連性の有無は問わない。

4.1.3.2 臨床検査

1) 血液学的検査

調査時期：開始時、6ヶ月もしくは中止時

調査項目：赤血球数（RBC）、ヘモグロビン量（Hb）、ヘマトクリット値（Ht）、白血球数（WBC）

2) 血液生化学的検査

調査時期：開始時、6ヶ月もしくは中止時

調査項目：GOT、GPT、$\gamma$-GTP、LDH、ALP、総ビリルビン、総蛋白、アルブミン、BUN、クレアチニン、尿酸、25(OH)D、I-PTH

調査時期：開始時、1ヶ月、3ヶ月、6ヶ月もしくは中止時

調査項目：Ca、P、高感度CRP、総コレステロール、HDL-コレステロール、LDL-コレステロール、中性脂肪

資料2-7　臨床研究計画書の一例（2）

3) 尿検査

調査時期：開始時、6ヶ月もしくは中止時

調査項目：Ca、P、Cr、糖定性、蛋白定性

4) バイタルサイン及び身体的所見

(1) 血圧（坐位：収縮期・拡張期）、脈拍数

調査時期：開始時、6ヶ月もしくは中止時

(2) 身長・体重・BMI

調査時期：開始時、6ヶ月もしくは中止時

5) 婦人科検査

性器出血、下腹部痛、異常な膣分泌物、等認められた場合、必要に応じて婦人科検査を実施する。

**試験スケジュール**

| 検査・観察項目 | 開始時 | 1ヶ月 | 3ヵ月 | 6ヶ月（中止時） |
|---|---|---|---|---|
| 患者の同意 | ○ | | | |
| 人口統計学的項目及び他の基準値となる因子 | ○ | | | |
| 骨代謝マーカー | ○ | ○ | ○ | ○ |
| カルシウム代謝ホルモン | ○ | | | ○ |
| 血液生化学的検査 | ○ | ○ | ○ | ○ |
| 尿検査 | ○ | ○ | ○ | ○ |
| 血圧・脈拍数 | ○ | | | ○ |
| 身長・体重 | ○ | | | ○ |
| 有害事象 | | ○ | ○ | ○ |

来院は2週間毎。上記以外の来院時には有害事象の調査を行う。なお研究者の判断により必要に応じてスケジュール以外に各種検査を実施する。

## 4.2 予測される有害事象（添付文書より）

### 4.2.1 アルファロール®

1) 重大な副作用

1. **急性腎不全

頻度不明

血清カルシウム上昇を伴った急性腎不全があらわれることがあるので、血清カルシウム値および腎機能を定期的に観察し、異常が認められた場合には、投与を中止するなどの適切な処置を行うこと。

2. **肝機能障害、黄疸

頻度不明

AST(GOT)、ALT(GPT)、Al－Pの上昇等を伴う肝機能障害、黄疸があらわれることがあるので、観察を十分に行い、異常が認められた場合には投与を中止し、適切な処置を行うこと。

資料

### 資料2-8 臨床研究計画書の一例（2）

2) その他の副作用

以下のような副作用が認められた場合には、減量・休薬など適切な処置を行うこと。

| 副作用分類 | 0.1～5％未満 | 0.1％未満 |
|---|---|---|
| 消化器 | 食欲不振、悪心・嘔気、下痢、便秘、胃痛 | 嘔吐、腹部膨満感、胃部不快感、消化不良、口内異和感、口渇等 |
| 精神神経系 |  | 頭痛・頭重、不眠・いらいら感、脱力・けん怠感、めまい、しびれ感、眠気、記憶力・記銘力の減退、耳鳴り、老人性難聴、背部痛、肩こり、下肢のつっぱり感、胸痛等 |
| 循環器 |  | 軽度の血圧上昇、動悸 |
| 肝臓 | AST(GOT)、ALT(GPT)の上昇 | LDH、γGTPの上昇 |
| 腎臓 | BUN、クレアチニンの上昇（腎機能の低下） | 腎結石 |
| 皮膚 | そう痒感 | 発疹、熱感 |
| 眼 | 結膜充血 |  |
| 骨 |  | 関節周囲の石灰化（化骨形成） |
| その他 |  | 嗄声、浮腫 |

**4.2.2 エビスタ®**

1) 重大な副作用

静脈血栓塞栓症 （1.0%*）

深部静脈血栓症、肺塞栓症、網膜静脈血栓症があらわれることがあるので、下肢の疼痛・浮腫、突然の呼吸困難、息切れ、胸痛、急性視力障害等の症状が認められた場合には投与を中止すること。

*外国での閉経後骨粗鬆症患者7705例を対象とした骨粗鬆症治療（骨折）試験において、本剤60mgを3年間投与した際の発現頻度。

2) その他の副作用

次のような副作用が認められた場合には、必要に応じ、投与中止等の適切な処置を行うこと。

| 副作用分類 | 1～3％未満 | 頻度不明[注] |
|---|---|---|
| 血液 |  | 血小板数減少、ヘモグロビン減少、ヘマトクリット減少 |
| 内分泌・代謝系 | 血中カルシウム減少 | 血清総蛋白減少、血中アルブミン減少、血中Al-P減少、血清リン減少 |
| 消化器 | 腹部膨満、嘔気 | おくび |
| 肝臓 | γ-GTP増加 |  |
| 皮膚 | 皮膚炎、そう痒症 |  |
| 生殖器 | 膣分泌物 | 良性の子宮内腔液増加 |
| 乳房 | 乳房緊満 |  |
| その他 | 下肢痙攣、体重増加、感覚減退、ほてり、多汗 | 表在性血栓性静脈炎、末梢性浮腫 |

資料2-9　臨床研究計画書の一例（3）

## 5. 倫理

### 5.1 試験の倫理的実施

　本試験は日本国内の法律を遵守して計画され、実施されなければならない。実施にあたっては「臨床研究に関する倫理指針」に従わなければならない。

　試験中止の場合は、実施医療機関の長に対してその旨を通知する。

### 5.2 患者への情報提供及び同意の取得

　本試験実施に先立ち、研究者は、患者への説明文書を同意文書と共に作成しなければならない。この説明文書、同意文書は「臨床研究に関する倫理指針」（平成15年7月30日医政発第0730009号）の要件を網羅し、予め倫理審査委員会の承認を得なければならない。

　研究者は、患者が本試験に参加する前（例えば、患者となるべき者を選定するために実施される検査の前）に、患者となるべき者に対して患者への説明文書を用いて、本試験の本質、その目的と関連する手順、予定期間、参加により得られる利益と予測される効果及び危険性を説明する。研究者は患者に、説明文書、署名又は記名・捺印及び日付が記入された同意文書（説明文書と一体化されている）の写しを提供する。患者は質問する十分な機会が与えられ、「いつでも試験の参加を取り止めることができる」、「参加を取りやめることにより不利益な取り扱いを受けず、また、参加を取りやめる理由を求められることはない」との権利がある旨を通知する。

　患者が、説明の内容を十分に理解した時点で、同意文書への署名又は記名・捺印、及び日付の記入をするか否かについてその意思を確認する。患者は、その自由意思により同意文書に署名又は記名・捺印して試験への参加に同意した場合のみ、本試験に参加できる。患者は署名又は記名・捺印、及び日付を記入した同意文書の写しを受けとる。

　患者の意思に影響を与えるような新たな重要な情報が得られた場合、あるいは患者への説明内容及び/あるいは同意文書の内容の変更を伴う臨床研究計画書の改訂が行われた場合、同意文書及びその他の説明文書を改訂する。研究者は、患者にその情報を速やかに伝え、試験に継続して参加するか否かについて、患者の意思を確認し、記録に残すと共に、改訂された同意文書に署名又は記名・捺印を得る。同意文書及び説明文書のいかなる改訂も、予め倫理審査委員会の承認を得るものとする。

### 5.3 患者の健康被害に対する補償

　試験に参加した患者は、試験中に生じた健康被害に対して、適切に補償される。ただし、試験期間中であっても患者の故意に基づくもの、試験に全く関係のない健康被害、病状の悪化は補償の対象外とする。

## 6. 目標症例数

90例（各群30例）
- ラロキシフェン投与群：30例
- アルファカルシドール投与群：30例
- ラロキシフェン+アルファカルシドール投与群：30例

資料3　臨床研究計画書の要約の一例

# 臨床研究計画書（案）（要約）

## 研究課題
アルファカルシドール、ラロキシフェンそれぞれの単独投与及びそれら併用投与の安全性及び骨代謝マーカーに対する影響を比較検討する無作為化オープン試験

## I．背景と目的
アルファカルシドールは骨粗鬆症治療のベース薬として長年に渡って臨床で使われているが、新しいカテゴリーである第二世代ＳＥＲＭのラロキシフェンは本年5月に日本でも発売になった。ラロキシフェンの海外大規模試験および国内ブリッジング試験においても全例にネイティブビタミンDが併用されているが、活性型ビタミンD3製剤との併用は、今のところ報告はない。そこで、両薬剤の安全性及び骨代謝マーカーの推移をそれぞれの単独使用と併用使用にて検討する。

## II．試験の目的
アルファカルシドールとラロキシフェンを併用した場合の安全性及び骨代謝マーカーに対する効果をそれぞれの単独使用と比較検討する。

## III．試験方法
i．試験デザイン
　　3群設定 randomized trial
ii．対象
　　閉経後骨粗鬆症患者（45歳以上‐80歳以下）
iii．試験薬剤
　　アルファカルシドール（アルファロール®）、塩酸ラロキシフェン（エビスタ®）
iv．投与方法
　　アルファカルシドール群はアルファカルシドール1μgを1日1回、ラロキシフェン群は塩酸ラロキシフェン60mgを1日1回それぞれ6ヶ月間経口投与する。アルファカルシドールとラロキシフェンの併用群はアルファカルシドール1μgと塩酸ラロキシフェン60mgを1日1回6ヶ月間経口投与する。
v．併用療法
　　本試験期間中は骨代謝に影響を及ぼす薬剤の併用は原則として行わない。（Ｃａ製剤は除く）
vi．Washout について
　　骨代謝に影響を及ぼす薬剤は、試験開始時までに2ヶ月Washout期間を設定する。
　・性ホルモン製剤は3ヶ月前まで
　・ビスホスホネート系薬剤は18ヶ月前まで
vii．評価項目および評価時期
　（1）血液検査（0、1、3、6ヶ月）
　　　　　　Ｃａ，Ｐ，ＣＲＰ(高感度)，T-CHO，LDL，HDL，TG，BU，Ｃｒ
　　　（0、6ヶ月）
　　　　　　25(OH)D、Ｉ-ＰＴＨ、ＡＬＢ
　（2）尿検査（0、6ヶ月）
　　　　　　Ｃａ，Ｐ，Ｃｒ
　（3）骨代謝マーカー（0、1、3、6ヶ月）
　　　　　　u-NTX、u-CTX、BAP、OC
　（4）身体所見（0、6ヶ月）
　　　　　　身長、体重、ＢＭＩ
　（5）骨密度　試験開始前（Ｌ2‐4もしくは大腿骨頸部）
　（6）安全性（試験期間中）
vii．参加施設
　　国際医療福祉大学付属熱海病院　産婦人科
　　ＪＡ吉田総合病院　産婦人科
viii．目標症例
　　90例（30例／群）
ix．試験実施期間
　　平成16年6月1日〜平成17年3月31日

資料4-1　患者用説明書の一例

# 患者様（あるいは代理人の方）へ

「ラロキシフェンとアルファカルシドール併用による尿中・血中カルシウム濃度に対する影響および骨代謝マーカーへの効果の検討」の
説明と同意書

国際医療福祉大学附属熱海病院　産婦人科

資料4-2　患者用説明書の一例

はじめに
　この文書はあなたに試験の目的や方法をご説明し、試験に参加していただけるかどうかを決めていただくためのものです。
　あなたがこの説明文書を読まれて十分に内容を理解した上で、しかもあなたの自由意志で本治療を受けても良いかどうかをお決め下さい。

1、研究の目的および方法
　　骨粗鬆症とは骨の量が減り、骨が弱くなり、骨折しやすくなった状態をいいます。特に女性の場合は、閉経を迎えると女性ホルモンが欠乏状態になり骨が溶ける速さが増すことにより骨量の減少が進むことがあります。この結果、骨粗鬆症になり、胸腰椎や大腿骨が骨折する危険性が高まってきます。骨粗鬆症による骨折を予防するためには、骨自体を強くすることと、骨の量を増やすことが重要です。骨粗鬆症の薬物療法としては女性ホルモンのほか、活性型ビタミン$D_3$製剤、ビスホスホネート製剤、カルシトニン製剤、カルシウム製剤などがありますが、今回の研究の目的は、骨粗鬆症の患者様にご協力いただき、活性型ビタミン$D_3$製剤と新しく骨粗鬆症治療薬として発売されたラロキシフェンのそれぞれの改善効果と両剤を同時に服薬する安全性と改善効果を確認することです。処方する薬剤の活性型ビタミン$D_3$製剤は約 20 年前から骨粗鬆症患者様にお使いいただいており、国内では最も汎用されている薬剤です。ラロキシフェンは世界 90 カ国以上ですでに使われ日本では 2004 年 5 月よりお使いできるようになりました。
　　これらの薬剤を服薬していただく事でどのくらい骨量を増やし、骨の代謝を改善するのかを調査します。それにより、今後の患者さんがよりよい治療を受けることができるようになります。

2、予期される副作用
　　活性型ビタミン$D_3$の使用成績調査では、骨粗鬆症の患者様 14,808 例中 192 例（1．3％）に副作用が見られ、主なものは BUN 上昇や消化器症状でした。ラロキシフェンの主な副作用としては静脈血栓塞栓症（国内は0％、海外報告で1％）、ほてり、下肢痙攣が報告されています。

3、研究にかかわる費用
　　この研究に参加するにあたり、保険適応の範囲でありますので通常の費用以外に負担はありません。

資料4-3　患者用説明書の一例

4、同意しない場合でも今後の治療上の不利益を被らないこと
　　　本治療に参加されるかどうかは、あなたの自由意思によるものです。たとえお断りになっても、今後の治療に差し支えることはなく、その他不利益になるようなことは一切ありません。

5、同意した場合でもいつでもこれを撤回できること
　　　本治療に参加すると決められた後、服用する薬剤は自分で選択するのではなくてラロキシフェン単剤、ビタミン$D_3$製剤単剤あるいはラロキシフェンとビタミン$D_3$製剤の併用のいずれに入るのかはコンピューターにて公平に決められ（無作為に割り当てられ）服薬して頂きます。しかし、止めたくなった場合にはいつでも止められますので、その場合も担当医師にお申し出下さい。

6、研究参加による不利益
　　　定期的な外来通院に加えて、採血検査を行ないます。体内のホルモンやビタミンDを測定するために、採血量が１０cc ほど多くなります。
　　　但し、この研究に参加するにあたり、負担は保健適応の範囲内で行ないますので、通常の費用以外にご負担はありません。

7、プライバシーの保護に関して必要な事項
　　　この治療法を行うにあたっては、あなたの人権と治療上の利益が最も尊重されます。この治療法によって得られた情報はこの薬剤と投与方法についての貴重な資料として使わせていただきますが、その場合にもあなたのお名前など個人的な情報について主治医以外はわからないようになっており、あなたのプライバシーは厳密に保護されるように細心の注意がはらわれます。


　この研究におけることでわからないことや、心配に思うことがあれば主治医にいつでもお申し出下さい。ご理解いただけるようにご説明いたします。

資料5　同意書の一例

# 同　意　書

　この度、私は、本研究に関する説明を受け、以下の内容を十分に理解した上で、この研究に参加することに同意致します。

　　1．　研究の目的および方法
　　2．　予期される副作用
　　3．　研究にかかわる費用
　　4．　同意しない場合でも今後の治療上の不利益を被らないこと
　　5．　同意した場合でもいつでもこれを撤回できること
　　6．　研究参加による不利益
　　7．　プライバシーの保護に関して必要な事項

　　　　　　　　　　　　　　　　　　　　　平成　　　年　　　月　　　日

　本人または法定代理人（署名）：＿＿＿＿＿＿＿＿＿＿＿＿＿＿＿＿（印）

　　（法定代理人の場合、本人との続柄：＿＿＿＿＿＿）


　私は、上記患者さんに本研究について十分に説明し、患者さん本人（または法定代理人）の自由意志により同意を取得し、本研究に参加することを確認致しました。

　　　　　　　　　　　　　　　　　　　　　平成　　　年　　　月　　　日

　　医師名（署名）：＿＿＿＿＿＿＿＿＿＿＿＿＿＿＿＿（印）

**[著者略歴]**

五來逸雄　Itsuo Gorai

1975年3月　横浜市立大学医学部卒業
1979年3月　横浜市立大学大学院医学研究科終了
1985年6月　西独マックスプランク研究所免疫遺伝部（チュービンゲン市）助手
1987年6月　横浜市立大学医学部産婦人科学講座　講師
2002年1月　横浜市立大学医学部産婦人科学講座　助教授
2002年7月　国際医療福祉大学附属熱海病院　産婦人科　教授
2009年9月　医療法人産育会　堀病院　産婦人科
現在に至る

---

若手臨床医のための
実践 骨粗鬆症臨床研究の仕方とまとめ方

2011年11月20日発行

著　者　五來 逸雄
発行所　ライフサイエンス出版株式会社
　　　　〒103-0024 東京都中央区日本橋小舟町11-7
　　　　TEL 03-3664-7900（代）FAX 03-3664-7734
　　　　http://www.lifescience.co.jp/
印刷所　株式会社八紘美術

Printed in Japan
ISBN 978-4-89775-293-8
Ⓒライフサイエンス出版 2011

[JCOPY]〈(社)出版者著作権管理機構 委託出版物〉
本書の無断複写は著作権法上での例外を除き禁じられています。
複写される場合は，そのつど事前に（社）出版者著作権管理機構（電話 03-3513-6969, FAX 03-3513-6979, e-mail: info@jcopy.or.jp）の許諾を得てください。